**Wachstums- und Beschäftigungseffekte
der Mundgesundheitswirtschaft**

Materialienreihe
Band 33

„Die Gesundheitswirtschaft gehört zu den vielseitigsten, größten und erfolgreichsten Zweigen der deutschen Wirtschaft und stellt zudem eine krisensichere Wachstumsbranche dar. Sie bietet überdurchschnittlich viele Arbeitsplätze für gut ausgebildete Fachkräfte, die insbesondere im Bereich von Forschung und Entwicklung Garant für den wirtschaftlichen Erfolg sind."

(Rahmenprogramm Gesundheitsforschung der Bundesregierung, Dezember 2010)

David Klingenberger, Dennis A. Ostwald, Paul Daume, Michael Petri, Wolfgang Micheelis

Wachstums- und Beschäftigungseffekte der Mundgesundheitswirtschaft

Ergebnisse einer gesundheitsökonomischen Trendanalyse bis 2030

Herausgeber:
INSTITUT DER DEUTSCHEN ZAHNÄRZTE (IDZ)
In Trägerschaft von
Bundeszahnärztekammer
– Arbeitsgemeinschaft der Deutschen Zahnärztekammern e.V. –
Kassenzahnärztliche Bundesvereinigung – Körperschaft des öffentl. Rechts –
50931 Köln, Universitätsstraße 73

Deutscher Zahnärzte Verlag DÄV
Köln 2012

Autoren:

Dr. rer. pol. David Klingenberger, Dipl.-Volksw.
Institut der Deutschen Zahnärzte/Köln

Dr. rer. pol. Dennis A. Ostwald, Dipl.-Wirtsch.-Ing.
Lehrstuhl Finanz- und Wirtschaftspolitik der TU Darmstadt
WifOR/Darmstadt

Dipl.-Wirtsch.-Ing. D. Paul Daume
WifOR/Darmstadt

Cand. Wirtsch.-Ing. Michael Petri
WifOR/Darmstadt

Dr. disc. pol. Wolfgang Micheelis, Dipl.-Sozw.
Institut der Deutschen Zahnärzte/Köln

Redaktion:

Inge Bayer
Institut der Deutschen Zahnärzte/Köln

Titelgraphik:

Reiner Wolfgardt/Köln
fotolia.com

Bibliografische Informationen Der Deutschen Bibliothek
Die Deutsche Bibliothek verzeichnet diese Publikation in der
Deutschen Nationalbibliografie; detaillierte bibliografische Daten
sind im Internet über http://dnb.ddb.de abrufbar

ISBN 978-3-7691-0016-7

Das Werk ist urheberrechtlich geschützt. Jede Verwertung in anderen als den gesetzlich zugelassenen Fällen bedarf deshalb der vorherigen schriftlichen Genehmigung des Verlages.

Copyright © by Deutscher Zahnärzte Verlag DÄV GmbH
Köln 2012

Inhaltsverzeichnis

Geleitwort		9
1	**Zielsetzung und Aufbau der Studie**	11
2	**Die Bedeutung der Gesundheitswirtschaft unter den Rahmenbedingungen der Budgetkonkurrenz**	13
2.1	Bedeutung der Gesundheitswirtschaft aus makroökonomischer Perspektive	13
2.2	Bedeutung der Gesundheitswirtschaft aus mikroökonomischer Perspektive	15
3	**Determinanten des Wachstums in der Mundgesundheitswirtschaft**	17
3.1	Der Wachstumsbegriff	17
3.2	Der demographische Wandel	18
3.2.1	Bedeutung der demographischen Entwicklung für die Gesundheitswirtschaft	21
3.2.2	Bedeutung der demographischen Entwicklung für die Mundgesundheitswirtschaft	23
3.3	Der medizinisch-technische Fortschritt	24
3.3.1	Der medizinisch-technische Fortschritt als Residuum	25
3.3.2	Der medizinisch-technische Fortschritt als Proxy	26
3.3.3	Die Konkretisierung des medizinisch-technischen Fortschritts	27
3.4	Weitere Determinanten	27

4	**Gesundheitswirtschaft und Mundgesundheitswirtschaft**	31
4.1	Gesundheitswirtschaft	31
4.2	Mundgesundheitswirtschaft	35
5	**Abgrenzung des Ersten und Zweiten Gesundheitsmarkts in der Gesundheits- und der Mundgesundheitswirtschaft**	43
5.1	Abgrenzung in der Gesundheitswirtschaft	43
5.2	Abgrenzung in der Mundgesundheitswirtschaft	45
5.2.1	Klassische Abgrenzung	46
5.2.2	Alternative Abgrenzung	49
5.2.3	Charakteristisches Verhältnis der beiden Gesundheitsmärkte zueinander	52
6	**Prognosemodell**	55
6.1	Konzeptioneller Rahmen des Prognosemodells	55
6.2	Erklärende Variablen	58
6.2.1	Morbidität	59
6.2.2	Demographie	59
6.2.3	Objektiver Behandlungsbedarf	60
6.2.4	Einkommen	61
6.2.5	Weitere Einflussparameter	67
6.3	Zu erklärende Variablen	67
6.3.1	Zahnärztlicher Leistungsbereich	67
6.3.2	Zahntechnischer Leistungsbereich	75
6.3.3	Mundgesundheitsprodukte im Einzelhandel	76

7	**Analyse der Wachstums- und Beschäftigungseffekte der Mundgesundheitswirtschaft bis 2030**	79
7.1	Entwicklung der Umsätze bzw. der Gesundheitsausgaben	79
7.1.1	Zahnärztlicher Leistungsbereich (1. Schicht)	80
7.1.2	Zahntechnischer Leistungsbereich (2. Schicht)	86
7.1.3	Gesundheitsprodukte der Mundgesundheitswirtschaft im Einzelhandel (3. Schicht)	89
7.1.4	Gesamte Mundgesundheitswirtschaft	90
7.2	Analyse der Wachstumseffekte	93
7.3	Analyse der Beschäftigungseffekte	97
8	**Zusammenfassung und Schlussfolgerungen**	101
Abbildungsverzeichnis		107
Tabellenverzeichnis		109
Literaturverzeichnis		111

Geleitwort

Der vorliegende Band 33 in der IDZ-Materialienreihe zu den Wachstums- und Beschäftigungsperspektiven der Mundgesundheitswirtschaft greift ein Thema auf, das in der öffentlichen Diskussion unter dem Schlagwort „Jobmaschine Gesundheitswirtschaft" in jüngster Zeit stark thematisiert wurde. Aus unserer Sicht ist es sehr zu begrüßen, dass über die sozial- und gesundheitspolitische Bedeutung des Gesundheitswesens hinaus nun endlich auch dessen eminente wirtschaftspolitische Bedeutung für das Gesamtsystem stärker in den Fokus gerückt wird. Die moderne Medizin und Zahnmedizin trägt zweifelsohne in einem beachtlichen Umfang zur gesamtwirtschaftlichen Wertschöpfung und Beschäftigung bei. Dieser Aspekt wurde leider in der einseitig geführten Kostendiskussion im Gesundheitswesen nur zu oft unter den Tisch gekehrt.

Dass der Beitrag der Zahnmedizin zur gesamtwirtschaftlichen Wertschöpfung und Beschäftigungssicherung so lange negiert werden konnte, hatte möglicherweise auch mit den Schwierigkeiten einer empirischen Zusammenschau der hierzu erforderlichen statistischen Daten zu tun. Die großen methodischen Fortschritte im Rahmen der Einführung eines sog. Gesundheitssatellitenkontos sowie die nunmehr verfügbaren umfangreichen epidemiologischen Datenbestände der vom Institut der Deutschen Zahnärzte (IDZ) durchgeführten bevölkerungsrepräsentativen Mundgesundheitsstudien (DMS I bis IV) erlauben heute jedoch detaillierte Berechnungen und Prognosen zu den Wachstums- und Beschäftigungsperspektiven des zahnmedizinischen Versorgungssystems. Vor diesem Hintergrund hat das IDZ mit der vorliegenden Untersuchung nun erstmals den Versuch unternommen, die Wachstums- und Beschäftigungseffekte des hier als „Mundgesundheitswirtschaft" bezeichneten zahnmedizinischen Versorgungsbereiches bis zum Jahr 2030 zu prognostizieren.

Angesichts der vorgelegten Befunde dürfte klar sein, dass die Mundgesundheitswirtschaft ihrer Bedeutung als „Jobmaschine" künftig nur dann gerecht zu werden vermag, wenn sich die Gesundheitspolitik der unterschiedlichen Entwicklungsdynamik von erstem und zweitem Mundgesundheitsmarkt bewusst wird und die Rahmenbedingungen zu einer freien Entwicklung der Mundgesundheitswirtschaft eben auch im Hinblick auf die hier skizzierten wirtschaftspolitischen Aspekte ausgestaltet.

Die Bundeszahnärztekammer und die Kassenzahnärztliche Bundesvereinigung danken ihrem gemeinsamen Institut der Deutschen Zahnärzte (IDZ) sowie dem WifOR-Institut/Darmstadt für die Durchführung dieser anspruchsvollen gesundheitsökonomischen Modellstudie und wünschen der hiermit vorgelegten Forschungsmonographie eine rege Aufnahme und Beachtung in der interessierten Öffentlichkeit und Wissenschaft.

Dr. Peter Engel
Präsident der
Bundeszahnärztekammer

Dr. Jürgen Fedderwitz
Vorsitzender der Kassenzahnärztlichen
Bundesvereinigung

Berlin und Köln, im Januar 2012

1 Zielsetzung und Aufbau der Studie

Die Mundgesundheitswirtschaft (MGW) stellt einen relevanten Teilbereich der deutschen Gesundheitswirtschaft dar. Die Relevanz der Mundgesundheitswirtschaft zeigt sich zum einen darin, dass ca. 7 Prozent des in der Gesundheitswirtschaft generierten Umsatzvolumens auf die Mundgesundheitswirtschaft entfallen. Ferner beträgt der Anteil der Mundgesundheitswirtschaft am Bruttoinlandsprodukt (BIP) etwa 0,9 Prozent, der Anteil an der gesamten Bruttowertschöpfung der deutschen Wirtschaft liegt bei 0,6 Prozent. Zum anderen beschäftigt die Mundgesundheitswirtschaft im Jahr 2010 ca. 408.000 Erwerbstätige, was deren Bedeutung für den deutschen Arbeitsmarkt aufzeigt.

Die Zielsetzung dieser Studie* liegt einerseits in der Quantifizierung der Wachstums- und Beschäftigungseffekte der Mundgesundheitswirtschaft von 1998 bis 2008 und andererseits in der Prognose von Wachstums- und Beschäftigungseffekten der Mundgesundheitswirtschaft für den Zeitraum bis 2030. Hierbei wird gesondert auf die unterschiedlichen Rahmenbedingungen des „Ersten Gesundheitsmarkts" und „Zweiten Gesundheitsmarkts" eingegangen. Besonderes Augenmerk gilt dem ökonomischen Wechselspiel zwischen den beiden Gesundheitsmärkten. Erkenntnisleitend ist die Fragestellung, ob das Verhältnis zwischen Erstem und Zweitem Gesundheitsmarkt substitutiv oder komplementär ist, d. h. ob sich die beiden Märkte hinsichtlich ihrer Leistungen im Zeitverlauf wechselseitig ersetzen oder aber ergänzen.

Im Rahmen dieser Arbeit wird vergleichbar mit den Forschungsarbeiten hinsichtlich der Wachstums- und Beschäftigungseffekte in der Gesundheitswirtschaft im Allgemeinen die Bruttowertschöpfung und die Erwerbstätigenzahlen der Mundgesundheitswirtschaft quantifiziert.[1] Es muss jedoch betont werden, dass die Abgrenzung und Quantifizierung speziell der Mundgesundheitswirtschaft innerhalb der Volkswirtschaftlichen Gesamtrechnung (VGR) mit Schwierigkeiten behaftet ist, da die verschiedenen Teilbereiche der Mundgesundheitswirtschaft nicht von der VGR statistisch erfasst bzw. ausgewiesen werden. Daher wird im Rahmen dieser Studie zusätzlich auf Abrechnungsdaten abgestellt, die im Zusammenhang mit

---

* Die Autoren danken Herrn Dipl.-Math. Lothar Scheibe (Fachbereich Statistik der KZBV, Köln) sowie Herrn Martin Weber (WifOR, Darmstadt) für die wertvolle Unterstützung bei der Abfassung des Forschungsberichtes.

[1] Vgl. Ostwald, 2009.

dem Versorgungsgeschehen erhoben werden und für sekundärstatistische Auswertungen verfügbar sind. Das entwickelte Modellierungsverfahren zur Quantifizierung und Prognose der Wachstums- und Beschäftigungseffekte der Mundgesundheitswirtschaft basiert auf dem Wertschöpfungsansatz und dem Gesundheitssatellitenkonto.[2]

Die Studie ist wie folgt aufgebaut: In Kapitel 2 wird zunächst die ökonomische Bedeutung der Gesundheitswirtschaft unter den Rahmenbedingungen konkurrierender Verwendungszwecke aus makro- sowie mikroökonomischer Sicht erläutert. In Kapitel 3 werden der Wachstumsbegriff und dessen zentrale Determinanten mit Bezug auf die Mundgesundheitswirtschaft erläutert. In Kapitel 4 wird, ausgehend von der Definition der Gesundheitswirtschaft, die Mundgesundheitswirtschaft als Teilbereich der Gesundheitswirtschaft abgegrenzt und näher beschrieben. Anschließend wird in Kapitel 5 die Diskussion zur Abgrenzung der Gesundheitswirtschaft in einen Ersten und Zweiten Gesundheitsmarkt dargelegt, bevor die Erkenntnisse auf die Mundgesundheitswirtschaft übertragen werden. Kapitel 6 umfasst die Beschreibung des im Rahmen der vorliegenden Arbeit neu konzipierten Modells zur Prognose der Wachstums- und Beschäftigungseffekte der Mundgesundheitswirtschaft. Dazu werden die zentralen Determinanten der manifesten Nachfrage nach Gesundheitsleistungen der Mundgesundheitswirtschaft identifiziert. Die manifeste Nachfrage beschreibt dabei den Anteil des latenten Behandlungsbedarfs, der sich in einer Inanspruchnahme der angebotenen Gesundheitsleistungen niederschlägt.[3] Als die wichtigsten Einflussgrößen der manifesten Nachfrage werden Morbidität, Demographie, objektiver Behandlungsbedarf, Inanspruchnahmeverhalten, Einkommen und medizinisch-technischer Fortschritt beschrieben. Aus deren prognostizierter Entwicklung wird sodann die manifeste Nachfrage nach Gesundheitsleistungen in der Mundgesundheitswirtschaft für den Zeitraum bis 2030 abgeleitet. Basierend auf historischen Daten wird mit Hilfe von multivariaten Regressionsanalysen der Zusammenhang zwischen manifester Nachfrage und Umsatzvolumen der Mundgesundheitswirtschaft für den Zeitraum von 1998 bis 2008 erfasst. Im Rahmen der Prognose wird dieser Zusammenhang für den Zeitraum von 2010 bis 2030 fortgeschrieben und das prognostizierte Umsatzvolumen anschließend um Vorleistungsquoten, die sich aus dem Gesundheitssatellitenkonto ableiten lassen, bereinigt, um hieraus die Entwicklung der Bruttowertschöpfung sowie der Beschäftigung in der Mundgesundheitswirtschaft ableiten zu können. Die Ergebnisse des Prognosemodells werden in Kapitel 7 analysiert. Die Arbeit schließt mit einer Zusammenfassung sowie Schlussfolgerungen.

---

[2] Vgl. Ostwald, 2009, Henke/Neumann/Schneider, 2010.
[3] Der *objektive Bedarf* setzt die „objektivierende Feststellung einer Krankheit" voraus, er ist jedoch nicht notwendigerweise mit dem *subjektiven Bedarf* (Wunsch nach Versorgung) deckungsgleich. Die Nachfrage entspringt dem subjektiven Wunsch nach einer Leistung. Wird dieser Wunsch im professionellen Versorgungssystem erfüllt, so spricht man von *manifester Nachfrage*. In den Fällen, in denen Zugangsbarrieren (Geld- oder Zeitmangel, Entfernung) oder subjektive Gründe (z. B. Angst) eine Nutzung des Versorgungssystems verhindern, wird hingegen von *latentem Bedarf* gesprochen; vgl. Sachverständigenrat für die Konzertierte Aktion im Gesundheitswesen, 2002.

2 Die Bedeutung der Gesundheitswirtschaft unter den Rahmenbedingungen der Budgetkonkurrenz

2.1 Bedeutung der Gesundheitswirtschaft aus makroökonomischer Perspektive

Jede Gesellschaft muss darüber entscheiden, wie sie ihre volkswirtschaftlichen Ressourcen auf unterschiedliche Aufgaben verteilt. Da sich in jeder Gesellschaft das ökonomische Problem der Knappheit der Ressourcen stellt, konkurrieren die jeweiligen Verwendungsalternativen miteinander. Dieser Tatbestand wird in der Ökonomie als „Budgetkonkurrenz" bezeichnet. Der Bereich „Gesundheit" ist neben der Bildung, der Verteidigung, dem Wohnungsbau und dem Verkehr eine der wichtigsten Verwendungszwecke in modernen Industriegesellschaften (vgl. Abbildung 2.1).

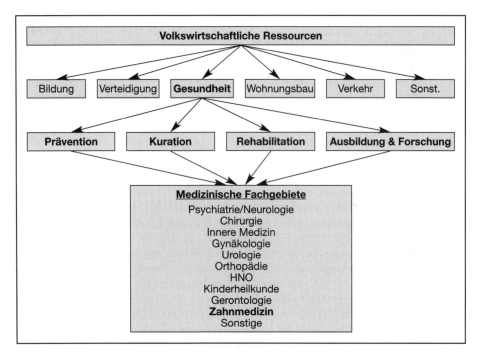

Abbildung 2.1: Verteilung der volkswirtschaftlichen Ressourcen auf konkurrierende Verwendungszwecke
Quelle: Eigene Darstellung in Anlehnung an Henke, 1985, S. 478

Die Problematik der Verwendungskonkurrenz setzt sich unterhalb dieser ersten Grundentscheidung weiter fort, d. h. es sind fortgesetzt gesellschaftliche Entscheidungen unter den Rahmenbedingungen der Verwendungskonkurrenz zu treffen. Im Gesundheitsbereich ist der jeweilige Stellenwert der Prävention, der Kuration, der Rehabilitation sowie der medizinischen Ausbildung und Forschung festzulegen – und zwar für jedes einzelne medizinische Fachgebiet.[4]

Die wirtschaftliche Bedeutung des Gesundheitsbereiches lässt sich an der Maßzahl der sog. Gesundheitsquote ablesen. Die Gesundheitsquote bildet den prozentualen Anteil am Bruttoinlandsprodukt ab, der für den Bereich Gesundheit ausgegeben wird. Im Jahr 2008 wurden in Deutschland insgesamt 10,5 Prozent des Bruttoinlandsproduktes für die Gesundheit aufgewendet. Der quantitative Umfang des Gesundheitsbereiches wird in der Gesundheitsausgabenrechnung (GAR) des Statistischen Bundesamtes kontinuierlich ermittelt. Für das Jahr 2008 werden 263,2 Mrd. Euro ausgewiesen. Diese Daten werden auch für internationale Vergleiche genutzt, so etwa die jährlich berichteten Gesundheitsdaten der OECD (OECD Health Data). Die Vergleichsdaten der OECD verdeutlichen, dass der gesellschaftliche Stellenwert der Gesundheit in den einzelnen Ländern sehr unterschiedlich sein kann. So weisen Frankreich mit 10,8 Prozent und die Vereinigten Staaten mit 15,2 Prozent eine höhere Gesundheitsquote als Deutschland auf, während Großbritannien und Finnland deutlich weniger, nämlich 8,2 Prozent bzw. 8,0 Prozent des Bruttoinlandsproduktes für Gesundheitszwecke ausgeben.[5]

Andere Ansätze, mit denen die ökonomische Bedeutung des Gesundheitsbereiches erfasst werden können, beziehen sich entweder auf die – über den Umsatz oder die Wertschöpfung objektivierbare – Leistungserstellung selbst, oder sie nehmen den Umfang der eingesetzten Produktionsfaktoren (Personaleinsatz, Investitionsgüter) als Indikator.

An der Entwicklung der Bruttowertschöpfung in den einzelnen Wirtschaftsbereichen lässt sich auch der *wirtschaftliche Strukturwandel* einer Volkswirtschaft ablesen. Während im Jahre 1970 noch 3,3 Prozent der gesamten Bruttowertschöpfung in Deutschland auf die Landwirtschaft (primärer Sektor) entfielen, lagen das Produzierende Gewerbe (sekundärer Sektor) und der Dienstleistungsbereich (tertiärer Sektor) mit einem Anteil von jeweils 48,3 Prozent gleichauf. Im Jahr 2010 kam der primäre Sektor nur noch auf 0,9 Prozent, während auf das produzierende Gewerbe 27,9 Prozent der Bruttowertschöpfung entfielen. Der Dienstleistungssektor ist in den vergangenen 4 Jahrzehnten überproportional gewachsen. Im Jahr 2010 wurden 71,2 Prozent der gesamten Bruttowertschöpfung in diesem Bereich erwirtschaftet. Die Zahnmedizin ist im Kern eine personenbezo-

---
[4] Vgl. Henke, 1985.
[5] Vgl. Bundeszahnärztekammer, 2010.

gene Dienstleistung und wird somit zum tertiären Sektor gezählt. Im Jahr 2010 entfielen etwa 0,6 Prozent der gesamten volkswirtschaftlichen Bruttowertschöpfung auf die Mundgesundheitswirtschaft.

2.2 Bedeutung der Gesundheitswirtschaft aus mikroökonomischer Perspektive

Die makroökonomische Bedeutung der Gesundheitswirtschaft hat ihre Entsprechung auf einzelwirtschaftlicher Ebene. Aus mikroökonomischer Perspektive wird danach gefragt, welchen Stellenwert die Gesundheit *für den einzelnen Bürger* einer Gesellschaft hat. In ökonomischer Hinsicht lässt sich dieser Stellenwert etwa anhand der Einkommens- und Verbrauchsstichprobe (EVS) des Statistischen Bundesamtes ablesen. Im Rahmen der EVS wird ermittelt, für welche Zwecke die Privathaushalte ihr verfügbares Einkommen verwenden. Demnach entfielen im Jahr 2008 je Haushalt und Monat durchschnittlich 94 Euro – das entspricht einem Anteil von 4,2 Prozent an den gesamten Konsumausgaben der Privathaushalte – auf den Bereich der Gesundheitspflege. 10 Jahre zuvor waren es monatlich noch 75 Euro bzw. 3,6 Prozent gewesen. Die Ergebnisse der EVS verdeutlichen aber auch, dass die Privathaushalte den Hauptteil ihrer Einkommen, nämlich 95,8 Prozent, für *andere Zwecke als die Gesundheitspflege* verwenden. Knapp 73 Prozent der privaten Konsumausgaben entfallen dabei allein auf die vier Bereiche Nahrung, Wohnen, Verkehr und Freizeit.[6] Die Budgetkonkurrenz, die bereits aus makroökonomischer Sicht zu konstatieren ist, wiederholt sich hier also im verkleinerten Maßstab auf der mikroökonomischen Ebene.

Der Umfang der privaten Konsumausgaben in den verschiedenen Verwendungszwecken wird dabei durch das verfügbare Einkommen der Haushalte begrenzt. Daraus folgt, dass die privaten Konsumausgaben für die Gesundheitspflege nicht allein nach der jeweiligen Präferenzstruktur der Haushalte differieren, sondern auch ganz klar einkommensabhängig sind. Dies illustrieren die Zahlen in Tabelle 2.1.

Die Zusammenschau der makro- und mikroökonomischen Daten verdeutlicht, dass das Bedürfnis der Menschen, in ihre Gesundheit zu investieren, im Zeitablauf enorm gestiegen ist. Dafür sprechen makroökonomisch die überproportionale Zunahme der Gesundheitsausgaben in Bezug auf den Wohlstand eines Landes (gemessen anhand des Bruttoinlandsproduktes) sowie mikroökonomisch die relativ niedrige Preiselastizität der Nachfrage nach Gesundheitsgütern. Dementsprechend bezeichnen Ökonomen die Gesundheit aufgrund des hohen und weiter steigenden individuellen wie kollektiven Stellenwerts auch als *superiores Gut*.[7]

---

[6] Vgl. Destatis, 2010b.
[7] Vgl. Schulenburg, 2004.

Tabelle 2.1: Monatliche Konsumausgaben privater Haushalte 2008 für die Gesundheitspflege (in Euro)									
	Haushalte insgesamt	Davon nach dem monatlichen Haushaltsnettoeinkommen von ... bis unter ... Euro							
		Unter 900	900–1.300	1.300–1.500	1.500–2.000	2.000–2.600	2.600–3.600	3.600–5.000	5.000–18.000
Gesundheitspflege	94	25	34	42	53	71	92	126	251
Gebrauchsgüter für die Gesundheitspflege	19	5	8	10	13	17	22	26	39
Verbrauchsgüter für die Gesundheitspflege	27	10	15	17	20	25	29	36	53
Dienstleistungen für die Gesundheitspflege	47	9	11	15	20	29	42	65	159

Quelle: Destatis, 2010b

Im Rahmen der nachfolgenden Analyse wird anhand wirtschaftlicher Kennzahlen (Umsatz, Bruttowertschöpfung, Beschäftigungsentwicklung) gezeigt, inwieweit diese Superioritätsvermutung auch auf den speziellen Bereich der Mundgesundheitswirtschaft zutrifft.

3 Determinanten des Wachstums in der Mundgesundheitswirtschaft

3.1 Der Wachstumsbegriff

Im Allgemeinen wird unter Wirtschaftswachstum die Zunahme der Leistungsfähigkeit einer Ökonomie im Hinblick auf die gesamtwirtschaftliche Ausbringung verstanden. Unter Wachstum kann einerseits der Anstieg des Produktionspotenzials, d. h. der Wertschöpfungs-„Möglichkeit" bzw. der Wertschöpfungs-„Kapazität" verstanden werden. Andererseits kann Wachstum als Nutzung des Produktionspotenzials, d. h. als tatsächliche Wertschöpfung verstanden werden.[8] Im Rahmen der vorliegenden Analyse wird Wachstum nicht als Wertschöpfungs-„Möglichkeit", sondern als tatsächlich realisierte Wertschöpfung aufgefasst. Vereinfacht formuliert umfasst die Bruttowertschöpfung (BWS) den Umsatz abzüglich der Vorleistungen. Das Wachstum der Wertschöpfung bestimmt sich nach dem tatsächlichen Faktoreinsatz und der realisierten Produktivitätsentwicklung.[9] Das allgemein verwendete Maß für die Wirtschaftskraft einer Volkswirtschaft ist das Bruttoinlandsprodukt (BIP), das den Auslastungsgrad des Produktionspotenzials angibt. Das BIP ist definiert als der Marktwert aller für den Endverbrauch bestimmten Waren und Dienstleistungen, die in einem Land in einer Periode hergestellt werden.

Zur Beurteilung der Leistungsfähigkeit bestimmter Wirtschaftsbereiche wird die Bruttowertschöpfung verwendet, während für die Beschäftigungsentwicklung die Erwerbstätigenzahlen herangezogen werden. Neben der absoluten Höhe dieser Indikatoren, die den wirtschaftlichen Entwicklungsstand bzw. die Beschäftigungssituation zu einem Beobachtungszeitpunkt dokumentieren, finden zur Analyse von Entwicklungsprozessen üblicherweise die durchschnittlichen Wachstumsraten über einen längeren Zeitraum Verwendung.[10] Ziel dieser Studie ist es, die Bruttowertschöpfung und die Erwerbstätigenzahlen der Mundgesundheitswirtschaft zu berechnen, zu analysieren und zu prognostizieren.

Nach der Erläuterung des Wachstumsbegriffs wird nun auf die einzelnen Determinanten des Wachstums in der Gesundheitswirtschaft bzw. der

---
[8] Hier und in den folgenden Absätzen Ostwald, 2009.
[9] Vgl. Glastetter, 1993.
[10] Vgl. Kulke, 2004, S. 171.

Mundgesundheitswirtschaft eingegangen. Der demographische Wandel, das zunehmende Gesundheitsbewusstsein der Bevölkerung, der medizinisch-technische Fortschritt sowie die Einkommensentwicklung sind die langfristigen Treiber des Wachstums in diesen Branchen.[11]

3.2 Der demographische Wandel

Die demographische Entwicklung, die Veränderung der Größe und des Altersaufbaus der Bevölkerung wird von drei Parametern bestimmt:

- der Fertilität, d. h. der Geburtenrate,
- der Mortalität, d. h. der Sterblichkeit bzw. deren Kehrwert, der Lebenserwartung und
- der Migration, d. h. der Zuwanderung.[12]

Trendbestimmend für die Bevölkerungsentwicklung in Deutschland sind die Geburtenrate und die Verlängerung der Lebenserwartung, wobei in der längeren Perspektive der Geburtenentwicklung ein etwa doppelt so großes Gewicht zukommt wie der Erhöhung der Lebenserwartung.[13]

Die *Fertilität* kann mit Hilfe der sog. Nettoreproduktionsrate gemessen werden. Die Nettoreproduktionsrate liegt seit 30 Jahren bei etwa 0,63; somit fehlen pro Jahr 37 Prozent geborene Mädchen, um die jeweilige Müttergeneration zu ersetzen. Dies entspricht einer Geburtenrate, d. h. der durchschnittlichen Zahl der Geburten pro Frau, von knapp 1,4.

Die *Lebenserwartung* nimmt kontinuierlich zu. Im Jahr 2004 lag die Lebenserwartung eines neugeborenen Mädchens (Jungen) in Westdeutschland bei 81,5 (75,9) Jahren und war damit um mehr als 8 Jahre höher als 1970.[14] Bis zum Jahr 2050 soll diese allgemeine Lebenserwartung um weitere 6,5 (7,6) Jahre ansteigen. Bei den zusätzlichen Lebensjahren handelt es sich in der Regel um gesunde Jahre. Heute 70-Jährige sind durchweg körperlich und geistig fitter als 60-Jährige vor 50 Jahren.

Die „fernere Lebenserwartung" der 60-Jährigen steigt derzeit im Durchschnitt um 41 Tage pro Jahr. Sie beträgt heute für eine Frau (Mann) 24,1 (20,0) Jahre und soll bis zum Jahr 2050 um weitere 5,0 (5,3) Jahre ansteigen.

---

[11] Vgl. DBResearch, 2010.
[12] Zuwanderung kann die Schrumpfung und Alterung der Bevölkerung allenfalls verlangsamen, nicht aber verhindern. Nach Berechnungen der UN-Studie „Replacement Migration" müssten, um die derzeitige Wohnbevölkerung konstant zu halten, in den nächsten 50 Jahren über 17 Mio. Menschen nach Deutschland einwandern, vgl. United Nations, 2001.
[13] Vgl. hier und in den folgenden Absätzen: Ostwald, 2009.
[14] Vgl. Destatis, 2006.

3.2 Der demographische Wandel

Die Bevölkerung in Deutschland altert bereits seit längerem und sie wird in etwa 10 bis 15 Jahren auch leicht zu schrumpfen beginnen. Deutlicher als das Sinken der Bevölkerungszahl wird die Alterung die Gesellschaft Deutschlands treffen. Die niedrige Geburtenrate und die steigende Lebenserwartung haben in den nächsten 40 Jahren nur einen begrenzten Rückgang der Gesamtbevölkerung zur Folge, jedoch eine Verdoppelung des Altenquotienten, d. h. des Verhältnisses der über 65-Jährigen zu den 20- bis 64-Jährigen. Im Jahr 2050 ist nur noch mit einer deutschen Bevölkerung von 74 Mio. Personen zu rechnen.[15] Hinsichtlich der Bevölkerungsalterung kommen derzeit auf 100 Personen, die 20–64 Jahre alt sind, 32 über 65-Jährige; im Jahre 2050 werden es 64 sein. Gleichzeitig wird sich die Zahl der Hochbetagten im Alter von 80 Jahren und darüber bis zur Jahrhundertmitte wahrscheinlich sogar von derzeit 3,6 auf 10 Mio. Menschen fast verdreifachen.

Das primäre ökonomische Problem der alternden Bevölkerung sowie der rückläufigen Geburtenraten ist das dadurch resultierende dramatische Sinken des Erwerbspersonenpotenzials. Dies wird einsetzen, wenn die geburtenstarken Jahrgänge der sog. Baby-Boom-Generationen in das Renteneintrittsalter kommen. Die Zahl der Personen im Erwerbsalter (20–64 Jahre) wird von 50,1 Mio. im Jahr 2005 auf 39,1 Mio. im Jahr 2050 zurückgehen, während die Zahl der 65-Jährigen und Älteren von 15,9 Mio. im Jahr 2005 auf 23,5 Mio. im Jahr 2050 ansteigen wird. Der Anteil der Personen im Erwerbsalter an der Gesamtbevölkerung wird von 61 Prozent im Jahr 2005 auf 55 Prozent im Jahr 2030 und danach auf 51 Prozent im Jahr 2050 zurückgehen.

In der Konsequenz verändert sich der Altersaufbau der Bevölkerung in Deutschland. Anfang des 20. Jahrhunderts hatte der Altersaufbau in etwa die Form einer Pyramide – die junge Bevölkerung machte den größten Anteil aus. Der Altersaufbau des Jahres 2010 gleicht nicht mehr der Form einer Pyramide, sondern ähnelt zunehmend einer Wettertanne. In dieser Form kommt die Verschiebung des Bevölkerungsalters hin zu höheren Altersschichten zum Ausdruck. In den nächsten 40 Jahren wird sie ein pilzförmiges Profil annehmen, bei dem dann die am stärksten besetzte Kohorte die der 60- bis 62-Jährigen sein wird und jeder jüngere Jahrgang zahlenmäßig kleiner sein wird als die ältere Kohorte (vgl. Abbildung 3.1). Die Ursache dafür ist vor allem in der niedrigen Geburtenrate zu sehen. Aber wie bereits beschrieben hat auch die verlängerte Lebenserwartung einen maßgeblichen Einfluss. Beide Trends bewirken eine Verschiebung des Altersaufbaus nach oben.

---

[15] Das Statistische Bundesamt hat die Entwicklung der Bevölkerung bis 2050 mittels mehrerer möglicher Szenarien berechnet, vgl. Destatis, 2006, 11. koordinierte Bevölkerungsvorausberechnung. Die Variante 1-W2, ein mittleres Szenario, beinhaltet die Annahmen, dass die Einwanderung 200.000 Personen pro Jahr beträgt, die Geburtenrate annähernd konstant bei 1,4 Kindern je Frau bleibt sowie die Lebenserwartung im Jahr 2050 auf 83,5 Jahre für männliche Neugeborene und 88,0 Jahre für weibliche Neugeborene gestiegen sein wird.

20   3 Determinanten des Wachstums in der Mundgesundheitswirtschaft

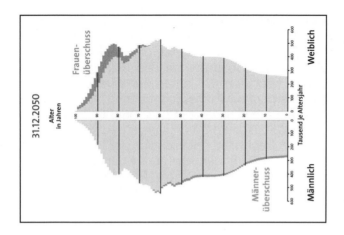

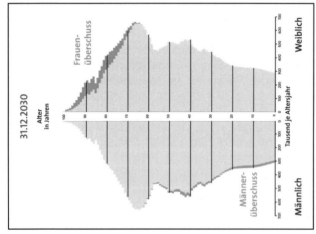

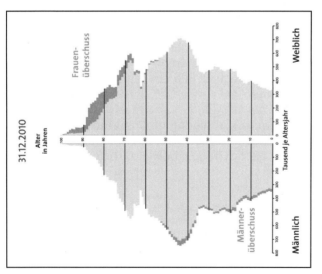

Abbildung 3.1: Altersaufbau der Bevölkerung in Deutschland
Quelle: KZBV, 2008, S. 173

3.2.1 Bedeutung der demographischen Entwicklung für die Gesundheitswirtschaft

Die demographischen Entwicklungen haben *sowohl angebots- als auch nachfrageseitigen Einfluss* auf das Wachstum der Gesundheitswirtschaft und damit auch auf die Mundgesundheitswirtschaft. Maßgebliche Trends sind hierbei:

– Die deutliche Zunahme der Zahl älterer Menschen, insbesondere die sehr starke Zunahme der Zahl hochbetagter Menschen (80 Jahre und älter) sowie
– das Sinken der Erwerbsbevölkerung.

Das Sinken der Erwerbsbevölkerung wird generell einen negativen Effekt auf die Angebotsseite der Gesundheitswirtschaft haben und sich dämpfend auf das Wachstumspotenzial auswirken. Auf die Nachfrageseite wirken ein Einnahmen- und ein Ausgabeneffekt.

Der Einnahmeneffekt – auch als Finanzierungseffekt bezeichnet – ist auf die Umlagefinanzierung in der GKV zurückzuführen. So werden bei einem Anstieg des Altenquotienten die Erwerbstätigen stärker zur Finanzierung der Ausgaben herangezogen, da die beitragspflichtigen Einnahmen der Rentner durchschnittlich deutlich geringer sind als die der Erwerbstätigen. Weiterhin hat die niedrige Geburtenrate langfristig einen negativen Einnahmeneffekt, d. h. die Einnahmen der GKV werden insgesamt sinken, wenn dies nicht durch eine Anhebung des Beitragssatzes entsprechend kompensiert werden kann. Dieser negative Einnahmeneffekt kann sich indirekt auf das Wachstum der Gesundheitswirtschaft auswirken, indem es aufgrund einer schwindenden Finanzierungsbasis für Gesundheitsleistungen verstärkt zu einer restriktiven Ausgabenpolitik kommt.

Der Ausgabeneffekt der demographischen Entwicklung ist im Gegensatz zum Finanzierungseffekt umstritten. Der „Kompressionsthese" zufolge nimmt die Morbidität im Alter aufgrund verbesserter Medizin nur geringfügig zu. Lediglich kurz vor dem Tod kommt es zu einer exponentiell steigenden Inanspruchnahme von Gesundheitsleistungen.[16] Die demographische Entwicklung führt somit nicht zu einer zusätzlichen Ausgabenbelastung, der Beginn des exponentiellen Anstiegs wird durch die gestiegene Lebenserwartung lediglich hinausgezögert. Nach der „Medikalisierungsthese" nimmt die Morbidität im Alter stark zu und somit führt die höhere Lebenserwartung zu einem überproportionalen Anstieg der Gesundheitsausgaben.[17]

---

[16] Vgl. Felder, 2005.
[17] Vgl. Cassel, 2001, S. 87.

Unabhängig von diesen unterschiedlichen Thesen über die Entwicklung der Gesundheitsausgaben wird davon ausgegangen, dass das Altern der geburtenstarken Jahrgänge der 50er- und 60er-Jahre in den kommenden Dekaden mit einer wachsenden Nachfrage nach Gesundheitsleistungen verbunden sein wird.[18] Grund hierfür ist die ungleichmäßige Verteilung der Nachfrage nach Gesundheitsleistungen über den Lebenszyklus.[19] Direkt nach der Geburt kommt es zu einer vergleichsweise hohen Nachfrage nach Gesundheitsleistungen verbunden mit entsprechend hohen Kosten, die im weiteren Verlauf zunächst stark abnehmen, bevor es etwa ab einem Alter von 15 Jahren (Frauen) bzw. 30 Jahren (Männer) wieder zu einer zunehmenden Nutzung von Gesundheitsleistungen kommt.[20] Aufgrund der mit dem Alter zunehmenden Inanspruchnahme von Gesundheitsleistungen, die durch den bei Krankheiten im Alter besonders relevanten medizinisch-technischen Fortschritt noch verstärkt wird[21], führt die steigende Lebenserwartung zu einer steigenden Nachfrage nach Gesundheitsleistungen.

Positiv auf die Nachfrage nach Gesundheitsleistungen wird sich die Steigerung des privaten Finanzierungsanteils der Gesundheitsausgaben auswirken. Bei aller Heterogenität der Senioren als Gruppe kann festgestellt werden, dass Gesundheit und Lebensqualität mit dem Alter eine steigende Wertschätzung erfahren. Betrug der Anteil der privaten Ausgaben für die Gesundheitspflege im Jahr 1991 noch 3,2 Prozent, so waren es im Jahr 2006 schon 5,3 Prozent.[22] Bei den über 80-Jährigen wird das Thema Lebensqualität und Selbstbestimmung zunehmend wichtiger, um möglichst lange im vertrauten Lebensumfeld bleiben zu können. Dies zieht neben Umbau zu barrierefreiem Wohnen und technischen, die Lebensführung erleichternden Hilfsdiensten und personenbezogenen Dienstleistungen („Ambient Assisted Living"[23]) auch einen Bedarf an ambulanten Pflegediensten und -einrichtungen nach sich.[24] Folglich erhöht die demographische Entwicklung die Nachfrage nach Gesundheits- und Pflegeleistungen sowie die allgemeine Nachfrage nach Waren und Dienstleistungen zur Steigerung der Lebensqualität. Diese Entwicklungen auf der Nachfrageseite werden nur durch eine Ausweitung der Kapazitäten und damit auch der Beschäftigung auf der Angebotsseite zu befriedigen sein.[25] Es ist somit davon auszugehen, dass sich der demographische Wandel insbesondere auch vor dem Hintergrund des gestiegenen privaten Finanzierungsanteils positiv auf die Wachstums- und Beschäftigungsentwicklung der Gesundheitswirtschaft auswirken wird.[26]

---

[18] Vgl. DBResearch, 2006, S. 3 f.
[19] Vgl. Gerdtham et al., 1992, S. 67.
[20] Vgl. Di Matteo/Di Matteo, 1998, S. 220.
[21] Vgl. Rürup, 2007; Buchner, 2002; Breyer/Ulrich, 2000.
[22] Vgl. Claussen, 2005, S. 266.
[23] Vgl. Fachinger/Henke, 2010.
[24] Vgl. Claussen, 2005, S. 267.
[25] Vgl. Dahlbeck/Hilbert/Potratz, 2004, Hilbert/Fretschner, 2004, Hilbert, 2006. Zur Frage der Auslastung der Angebotsseite in der Mundgesundheitswirtschaft vgl. Abschnitt 6.1.
[26] Vgl. Zweifel/Felder/Meiers, 1999; Shactman et al., 2003; Zweifel/Felder/Werblow, 2004.

3.2.2 Bedeutung der demographischen Entwicklung für die Mundgesundheitswirtschaft

Vor dem Hintergrund der beschriebenen demographischen Entwicklung führte das Institut der Deutschen Zahnärzte (IDZ) im Jahr 2005 die Vierte Deutsche Mundgesundheitsstudie (DMS IV) durch. Wesentliche Kernergebnisse für Deutschland waren zum einen ein deutlicher Rückgang des Kariesbefalls („caries decline") bei den Kindern und Jugendlichen, u. a. aufgrund der Ausweitung der Fissurenversiegelung sowie die regelmäßigere Inanspruchnahme kontrollorientierter zahnärztlicher Dienstleistungen. Zum anderen haben mittelschwere und schwere Parodontalerkrankungen bei Erwachsenen und Senioren eher zugenommen, da die Zähne länger im Mund verbleiben und damit auch länger „at risk" stehen. Nichtsdestotrotz kann man konstatieren, dass die Zahngesundheit in Deutschland im Zeitablauf immer besser geworden ist.[27] Erwachsene und Senioren behalten ihre Zähne immer länger. Daraus ergeben sich neue Herausforderungen für die zahnärztliche Versorgung. So werden voraussichtlich festsitzende Zahnersatzversorgungen (etwa Brücken) zunehmen, während herausnehmbare Therapiemittel (Totalprothesen) voraussichtlich weniger nachgefragt werden.[28]

Wie eingangs erwähnt, wird die Altersentwicklung in Deutschland erheblichen Einfluss auf die Ausgabensituation der GKV haben. In einer Reihe ausgabenintensiver Bereiche steigen morbiditätsbedingt die Ausgaben je Versicherten mit fortschreitendem Alter an. Dies führt zu einem deutlichen Anstieg der gesamten Gesundheitsausgaben mit zunehmendem Alter. Für die zahnärztliche Versorgung gilt dies allerdings nicht. Hier liegen die Ausgaben je Versicherten in den beiden obersten Altersklassen auf einem deutlich niedrigeren Niveau als bei den jüngeren Versicherten.[29]

Aktuelle Daten bestätigen tendenziell den in der IGES-Studie für 1991 ausgewiesenen Zusammenhang zwischen Alter und Ausgaben für die zahnärztliche Versorgung.[30] Wie in Abbildung 3.2 dargestellt, gehen die Ausgaben im Alter sowohl bei der konservierend-chirurgischen Behandlung als auch bei der Versorgung mit Zahnersatz erheblich zurück. Offen bleibt, inwieweit der Ausbau der Prophylaxe zukünftig zu einer Veränderung der altersspezifischen Ausgabenprofile führen könnte.

---

[27] Vgl. Micheelis/Schiffner, 2006.
[28] Vgl. Douglass/Watson, 2002.
[29] Vgl. Fürstenberg/Haustein/Albrecht, 2007.
[30] Vgl. Jacobs/Kniesche/Reschke, 1993.

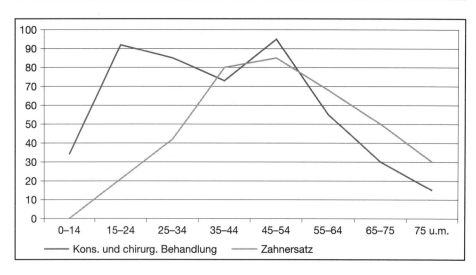

Abbildung 3.2: GKV-Ausgaben für Zahnbehandlung nach dem Alter (in Euro/Kopf)
Quelle: KZBV, 2010, S. 155

3.3 Der medizinisch-technische Fortschritt

In der Literatur wird der medizinische bzw. der medizinisch-technische Fortschritt als einer der wichtigsten Wachstumsdeterminanten für den Gesundheitsmarkt gesehen.[31] Wie groß dieser Effekt allerdings tatsächlich ist, darüber gibt es seitens der Wirtschaftswissenschaften und der Gesundheitsökonomie nur wenige belastbare Analysen und Aussagen. Insgesamt wird jedoch häufig dem medizinischen bzw. medizinisch-technischen Fortschritt eine größere Bedeutung als der demographischen Entwicklung zugeschrieben.[32]

Neben den positiven Wirkungen auf die Gesundheit wird medizinisch-technischer Fortschritt häufig als treibender Faktor für den starken Kostenanstieg gesehen. Dabei ist der genaue Wirkungsmechanismus noch nicht geklärt, eine Trennung in Produkt- und Prozessinnovationen erscheint in dieser Hinsicht jedoch als sinnvoll. Prozessinnovationen führen zu einer erhöhten Produktivität, d. h. es kann mit gleichem Faktoreinsatz mehr produziert oder ein gegebener Output mit geringerem Input erreicht werden. Die verbesserte Kariesprophylaxe, die eine Reduktion der Ausgaben zur Behandlung dieser Krankheit zur Folge hatte, kann hier als Beispiel dienen. Produktinnovationen führen hingegen zur Einführung neuer oder verbesserter Güter (z. B. Zahnimplantate). Während Prozessinnovationen in der Regel als kostendämpfend gelten, da sie dazu führen, dass bisherige Pro-

---

[31] Der technische Fortschritt kann grundsätzlich in pharmakologischen, medizinischen und in medizinisch-technischen Fortschritt differenziert werden, vgl. Henke et al., 2006.
[32] Vgl. Burner/Waldo/McKusick, 1992; Peden/Freeland, 1995; Zweifel/Felder/Meiers, 1999; Shactman et al., 2003; Zweifel/Felder/Werblow, 2004.

3.3 Der medizinisch-technische Fortschritt

zesse z. B. in kürzerer Zeit oder mit geringerem Personaleinsatz durchgeführt werden, bedingen Produktinnovationen zumeist Kostensteigerungen, da die neuen Diagnose- und Behandlungsmethoden häufig in Ergänzung zu bisherigen Verfahren Anwendung finden. Insofern im Medizinbereich davon auszugehen ist, dass es sich bei der Mehrzahl der Innovationen um Produktinnovationen handelt, wird es durch den kontinuierlichen technischen Fortschritt zu einem anhaltenden Wachstum der Gesundheitsausgaben kommen.

Das Ausmaß des technischen Fortschritts wird im Allgemeinen mit Hilfe des Anteils neuer oder verbesserter Produkte und Verfahren am Umsatz, den Ausgaben für Forschung und Entwicklung oder anhand der Anzahl von Patentanmeldungen bestimmt. Neben diesen Indikatoren können auch Beschäftigtenzahlen im Bereich der Forschung und Entwicklung, die Anzahl der Großforschungseinrichtungen, Hochschulen, Studierenden und universitären Sonderforschungsbereiche als Maßzahlen herangezogen werden.[33]

Der medizinisch-technische Fortschritt wird neben der demographischen Entwicklung üblicherweise als der zweite wesentliche Grund für die Ausgabenentwicklung im Gesundheitswesen angesehen. Die beiden Faktoren sind jedoch nicht unabhängig voneinander zu betrachten: So lässt sich empirisch feststellen, dass der medizinisch-technische Fortschritt auf der einen Seite zwar kurzfristig höhere Gesundheitsausgaben nach sich zieht, dieser aber auf der anderen Seite auch eine längere Lebenserwartung ermöglicht. In diesem Zusammenhang kann auch angeführt werden, dass ein Großteil der steigenden Gesundheitsausgaben auch wieder in Forschung und Entwicklung investiert wird. Folglich bestehen enge Zusammenhänge zwischen der Bevölkerungsalterung bzw. der demographischen Entwicklung und dem medizinisch-technischen Fortschritt.

Die existierenden Untersuchungen zur Wirkung des medizinisch-technischen Fortschritts auf die Gesundheitsausgaben lassen sich differenzieren in Untersuchungen, die den medizinisch-technischen Fortschritt als Residuum bestimmen (siehe nächster Abschnitt), in Untersuchungen, die sich ihm mittels eines Proxies (etwa der Forschungs- und Entwicklungsausgaben) annähern (siehe Abschnitt 3.3.2) bzw. Untersuchungen, die ihn durch einzelne Beispiele konkretisieren.[34]

3.3.1 Der medizinisch-technische Fortschritt als Residuum

Die herkömmliche Art der Messung definiert den medizinisch-technischen Fortschritt als Residuum, also als nicht erklärbare Restgröße.[35] Danach er-

---
[33] Vgl. Ostwald, 2009.
[34] Hier und in den folgenden Absätzen: Henke/Reimers, 2006.
[35] Ein solches Vorgehen ist angelehnt an das aus der Wachstumstheorie stammende Konzept des „Solow-Residuums"; vgl. Solow, 1957.

gibt sich der technische Fortschritt als Restgröße durch die Subtraktion der gewichteten Zunahme der beiden Produktionsfaktoren Arbeit und Kapital vom Wirtschaftswachstum. Dem Vorteil einer umfassenden Berücksichtigung des medizinisch-technischen Fortschritts steht der gewichtige Nachteil gegenüber, dass die Zuverlässigkeit derartiger Schätzungen davon abhängt, alle anderen Faktoren und deren Wechselwirkungen möglichst vollständig erfasst zu haben. Wenn dies nicht gewährleistet ist, sind sinnvolle Empfehlungen für die Gesundheitspolitik auf Basis derartiger Untersuchungen schwerlich möglich, da sie nicht den erforderlichen Konkretisierungsgrad aufweisen dürften.

Eine aktuellere Untersuchung, die den medizinisch-technischen Fortschritt als Residuum auffasst, stammt von Breyer und Ulrich.[36] Sie führten für den Zeitraum 1970–1995 eine Regressionsanalyse durch, in der als erklärende Variablen die Einkommensentwicklung und die Altersstruktur der Versicherten (gemessen als Anteil der über 65-jährigen GKV-Mitglieder) und der medizinisch-technische Fortschritt wiederum als unerklärter Rest verblieb, der den qualitäts- und kostensteigernden Fortschritt widerspiegeln soll. In einem zweiten Schritt dienten die Ergebnisse der Regression als Basis für eine Prognose der zukünftigen Entwicklung der Beitragssätze in der Gesetzlichen Krankenversicherung. Die Autoren kommen hinsichtlich der Ausgabenwirksamkeit des medizinisch-technischen Fortschritts auf die Gesundheitsausgaben zu dem Ergebnis, dass aufgrund des medizinisch-technischen Fortschritts die Leistungsausgaben in der GKV um einen Prozentpunkt stärker wachsen als der allgemeine Produktivitätsfortschritt.

3.3.2 Der medizinisch-technische Fortschritt als Proxy

Eine zweite Art der Messung definiert den medizinisch-technischen Fortschritt indirekt mittels Näherungsvariablen, auch Proxies genannt. Den Effekten des technischen Fortschritts kann sich hierbei entweder über die Festlegung eines Zeittrends[37] oder durch bestimmte ökonomische Variablen wie etwa staatliche und private Forschungs- und Entwicklungsausgaben[38] oder Zählungen von Patentzitaten[39] angenähert werden. Bei Benutzung eines Zeittrends bzw. der Forschungs- und Entwicklungsausgaben als Proxy ist jedoch problematisch, dass ihnen die Annahme zugrunde liegt, dass wissenschaftliche Entdeckungen und die Diffusion von Innovationen gleichmäßig auftreten. Realistischer erscheint hingegen, von unregelmäßigem technischem Fortschritt, nichtlinearen Diffusionspfaden und zufälligen Entdeckungen auszugehen.[40] Für die Verwendung von For-

---

[36] Vgl. Breyer/Ulrich, 2000.
[37] Vgl. Gerdtham/Löthgren, 2000.
[38] Vgl. Okunade/Murthy, 2002.
[39] Vgl. Jaffe/Trajtenberg, 2002. Als Patentzitat wird die Anzahl der Zitierungen einer Patentschrift im späteren Prüfverfahren bezeichnet. Die Anzahl der Zitierungen ist ein wichtiger Indikator für die technologische Bedeutung einer Erfindung.
[40] Vgl. Okunade, 2004.

3.4 Weitere Determinanten

schungs- und Entwicklungsausgaben oder Patentzitaten spricht hingegen, dass sie relativ gut verfügbar sind.

3.3.3 Die Konkretisierung des medizinisch-technischen Fortschritts

Bei der dritten Art der Messung steht die Konkretisierung des medizinisch-technischen Fortschritts durch das Herausgreifen einzelner Bestandteile seiner Definition im Mittelpunkt. Demnach werden beispielsweise die Anzahl bestimmter medizinisch-technischer Geräte[41] oder operativer Verfahren als Indikatoren für das Ausmaß des medizinisch-technischen Fortschritts genommen.[42] Die diesem Ansatz gegenüber geäußerte Kritik, dass er nur eine sehr schmale Definition aufweise, könnte durch eine möglichst breite Berücksichtigung der verschiedenen Komponenten des medizinisch-technischen Fortschritts gemäß seiner umfassenden Definition etwa durch einen Index mit seinen verschiedenen Komponenten begegnet werden. Im Unterschied zur Messung des medizinisch-technischen Fortschritts als Residuum könnten aus Ergebnissen derartiger Untersuchungen relevantere Politikempfehlungen abgeleitet werden.

3.4 Weitere Determinanten

Neben den zwei schon aufgeführten Determinanten ist die *Morbidität* an sich ein zentraler Einflussparameter des Wachstums in der Gesundheitswirtschaft. Die auf die Mundgesundheitswirtschaft bezogenen Erkrankungen sind die Basis jeglicher zahnärztlicher bzw. zahntechnischer Leistung. Aus diesem Grund werden orale Morbiditätsprognosen als zentrale erklärende Variablen im nachstehenden Prognosemodell verwendet.

In diesem Zusammenhang werden entsprechend auch die einzelnen Zielkrankheiten der Zahn-, Mund- und Kieferheilkunde getrennt betrachtet und als Zielprojektionen für das Jahr 2030 aufbereitet. Hierbei erfolgte eine Konzentration auf die drei großen (epidemiologischen) Krankheitsbilder von Zahnkaries, Parodontitis und Zahnverlusten. Die Zielprojektionen selbst wurden aus einer reprospektiven Betrachtung der entsprechenden Morbiditätstrends (von 1989/92 bis 2005) auf nationaler Ebene generiert, wobei für die mutmaßliche prospektive Entwicklung aus der einschlägigen Fachliteratur die verbleibenden präventiven Potentiale und säkularen Trends der Morbiditätslasten in Anschlag gebracht wurden. Unabhängig von diesen empirischen Unterlegungen stellen die verwendeten sozialmedizinischen Zielwerte aber normative Größen dar, die keine wirklich zwingenden Ableitungen nach Prävalenz und Inzidenz markieren. Die verwen-

---
[41] Vgl. Baker/Wheeler, 1998.
[42] Vgl. Weil, 1995.

deten Zielwerte zu den obigen Einzelerkrankungen haben also den methodischen Status einer „Abschätzung".

Eindeutig wachstumsfördernde Effekte können auch im steigenden Gesundheitsbewusstsein und im dadurch veränderten *Inanspruchnahmeverhalten* der Bevölkerung gesehen werden. Gerade die signifikant angestiegene „dental awareness" in eigentlich allen Industriegesellschaften mit ihrer Fokussierung auf Aussehen, Wohlbefinden und Funktionstüchtigkeit des Kauorgans stellt eine gesundheitssoziologisch hochrelevante Kategorie dar, deren Treibereffekt kaum überschätzt werden kann. Dies eröffnet vor allem im Zweiten Gesundheitsmarkt Wachstumsperspektiven. So sind beispielsweise Lifestylemedikamente und -produkte Absatztreiber für die Pharmabranche. Die wirtschaftliche Bedeutung dieser Mittel wird sich noch verstärken, da der Markt dafür größer ist als der für verschreibungspflichtige Medikamente.[43] Weitere Wachstumsmärkte sind voraussichtlich Nahrungsprodukte mit gesundheitlichem Zusatznutzen, Sportartikel sowie die Wellnessindustrie. In der Mundgesundheit ist es die, durch mehrere Studien belegte, nachhaltig steigende Nachfrage z. B. nach Zahnästhetik, die wachsende Umsätze erwarten lässt.[44]

Als Risiko gelten vor allem die aktuellen Finanzierungsprobleme der Gesetzlichen Krankenversicherung. Wörtlich heißt es hierzu: „Die Finanzierungsprobleme dieser Institution und das Risiko fortgesetzter staatlicher Eingriffe und Überregulierung hängen wie ein Damoklesschwert über dem Gesundheitsmarkt".[45] Die einkommensabhängigen Beiträge zur GKV binden die Gesundheitsausgaben, die tendenziell stärker als das Sozialprodukt expandieren, an die Arbeitseinkommen und damit an eben diese Wirtschaftsleistung. In Abbildung 3.3 wird das überproportionale Ausgabenwachstum der GKV deutlich. Die Wachstumsrate der Ausgaben pro Kopf war seit 1991 jedes Jahr um durchschnittlich 1,3 Prozentpunkte höher als die der beitragspflichtigen Einkommen.[46]

Der starke Einfluss der *Politik* auf die Gesundheitswirtschaft folgt unmittelbar aus der Finanzierungsproblematik der GKV. Durch politisch induzierte Leistungskürzungen in der Gesetzlichen Krankenversicherung wurde und wird weiterhin versucht, die Dynamik der Ausgabenentwicklung zu bremsen. Für die Gesundheitswirtschaft lässt sich in den letzten Jahren eine steigende Frequenz politischer Eingriffe beobachten.[47]

Für die Mundgesundheitswirtschaft kann in diesem Zusammenhang insbesondere der infolge der fehlenden Übergangsregelung bei der Einführung des Systems befundbezogener Festzuschüsse im Bereich Zahner-

---

[43] Vgl. DBResearch, 2010.
[44] Vgl. VDDI, 2011.
[45] Vgl. DBResearch, 2010.
[46] Vgl. Pimpertz, 2010.
[47] Vgl. Schlander/Schwarz/Thielscher, 2005.

3.4 Weitere Determinanten

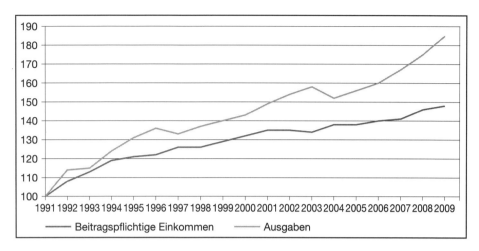

Abbildung 3.3: GKV-Ausgaben und beitragspflichtige Einkommen (1991 = 100)
Quelle: Pimpertz, 2010, S. 4

satz induzierte Nachfrageausfall angeführt werden. An dieser Stelle muss jedoch festgehalten werden, dass es sich in dem folgenden Prognosemodell um eine Status-quo-Prognose handelt, d. h. dass künftige und unabsehbare politische Entscheidungen nicht explizit in die Prognose einfließen.

Das *Einkommen* pro Kopf wurde bereits als wichtiger Wachstumstreiber genannt. Auch für die Mundgesundheitswirtschaft ist das Einkommen ein zentraler Einflussparameter. Jedoch ist nicht nur das Einkommensniveau entscheidend, sondern auch die *Einkommensverteilung*. So wirken Einkommenszuwächse bei gleichzeitig steigender Ungleichverteilung der Einkommen in der Tendenz wachstumsdämpfend (vgl. hierzu auch Abschnitt 6.2.4).

Diese Ausführungen haben verdeutlicht, welche Parameter auf die Gesundheitswirtschaft und speziell auf die Mundgesundheitswirtschaft sowie die Wachstums- und Beschäftigungsentwicklung in diesen Bereichen einwirken. Bevor in Kapitel 6 beschrieben wird, wie die einzelnen Faktoren in das Modell einfließen, werden in Kapitel 4 und 5 zunächst die Abgrenzungen der beiden Branchen beschrieben und Möglichkeiten der Einteilung in einen Ersten und einen Zweiten Gesundheitsmarkt vorgestellt und diskutiert.

4 Gesundheitswirtschaft und Mundgesundheitswirtschaft

4.1 Gesundheitswirtschaft

Gesundheitswirtschaft ist der Oberbegriff für alle Wirtschaftsbereiche, die mit Gesundheit zu tun haben, wobei die Bedeutung mitunter sehr weit gefasst wird. Bei der ersten Nationalen Branchenkonferenz Gesundheitswirtschaft 2005 wurde diese wie folgt definiert: „Gesundheitswirtschaft umfasst die Erstellung und Vermarktung von Waren und Dienstleistungen, die der Bewahrung und Wiederherstellung von Gesundheit dienen".[48] Die Gesundheitswirtschaft ist als einer der größten deutschen Wirtschaftszweige durch ihre Innovationskraft und ihre Beschäftigungsintensität ein Wachstums- und Beschäftigungstreiber für die deutsche Volkswirtschaft. Insgesamt arbeiteten 2008 laut Angabe des Statistischen Bundesamts 4,6 Mio. Menschen in der Gesundheitswirtschaft[49] und die Branche erzielte im gleichen Jahr einen Gesamtumsatz in Höhe von rund 263 Mrd. Euro – das entspricht einem Anteil von 10,5 Prozent des Bruttoinlandsprodukts (vgl. Tabelle 4.1).

Tabelle 4.1: Entwicklung des nominalen Bruttoinlandsprodukts (BIP) und der Gesundheitsausgaben von 2000 bis 2008 (in Mrd. Euro)									
	2000	2001	2002	2003	2004	2005	2006	2007	2008
Bruttoinlandsprodukt	2.063	2.113	2.143	2.164	2.211	2.242	2.325	2.428	2.496
Gesundheitsausgaben	212,1	220,1	228,0	233,6	233,8	239,6	245,3	253,3	263,2
Anteil am BIP	10,3 %	10,4 %	10,6 %	10,8 %	10,6 %	10,7 %	10,6 %	10,4 %	10,5 %
Quelle: Destatis, 2010c, S. 260, 316									

Schätzungen gehen davon aus, dass aufgrund des demographischen Wandels, des medizinisch-technischen Fortschritts und des zunehmenden Gesundheitsbewusstseins der Bevölkerung der Bedarf an Konsumgütern aus diesem Bereich weiter steigen wird. Bis 2030 könnte die Bruttowertschöpfung der Branche von 206 auf 346 Mrd. Euro ansteigen.[50] Bis vor einigen Jahren wurde das Gesundheitswesen allerdings weniger als bedeu-

---
[48] Die erste Nationale Branchenkonferenz Gesundheitswirtschaft fand am 7. und 8. Dezember 2005 in Rostock statt.
[49] Vgl. Destatis, 2010c.
[50] Vgl. Henke/Neumann/Schneider, 2010.

tender Wirtschaftszweig wahrgenommen, sondern lediglich als Teil der Grundversorgung und damit als Kostenfaktor des Solidarsystems.[51]

Heutzutage durchdringt das Thema Gesundheit alle Lebensbereiche, es wird von Gesundheit als Megatrend[52] gesprochen. Auch die Wahrnehmung der Gesundheitsbranche hat sich an diese Entwicklung angepasst. Wertschöpfungs- und Beschäftigungspotenziale der Gesundheitswirtschaft, die bisher nicht im Fokus der öffentlichen Debatte standen, sind bei deren Betrachtung mehr und mehr in den Vordergrund gerückt.

Aufgrund der hohen Bedeutung der Gesundheit steht der Staat in der Gesundheitswirtschaft traditionell in großer Verantwortung. Mit einem umfassenden Leistungsanspruch für die gut 70 Mio. gesetzlich und rund 8,8 Mio. privat Krankenversicherten, mit gut ausgebildeten Fachkräften und guter Infrastruktur bietet Deutschland als größter europäischer Markt generell ausgezeichnete Standortbedingungen für die Leistungserbringer und Unternehmen der Gesundheitswirtschaft.[53]

Oft wird darauf hingewiesen, dass die Ausgaben der Gesundheitsversorgung die Wirtschaft und die Beschäftigten mit hohen Kosten belasten. Diese Sichtweise vernachlässigt, dass eine gute Gesundheitsversorgung über die ökonomische Bedeutung des Gesundheitssektors hinaus gleichzeitig einen großen volkswirtschaftlichen Nutzen hat; denn ein Gesundheitssystem mit guter medizinischer Akutversorgung und einem ausgebauten Rehabilitationswesen trägt wesentlich dazu bei, dass Erwerbsfähigkeit und Produktivität der Erwerbstätigen erhalten bleiben.

Bis vor wenigen Jahren wurden der Gesundheitswirtschaft lediglich das Gesundheitswesen und dessen Einrichtungen im engeren Sinne zugerechnet. Das Gesundheitswesen umfasst die stationäre und ambulante Gesundheitsversorgung sowie den Pflegebereich.[54] Jedoch werden bei der ausschließlichen Betrachtung des Gesundheitswesens wichtige Bereiche, die ebenfalls Waren und Dienstleistungen herstellen, welche der Bewahrung und Wiederherstellung von Gesundheit dienen, nicht berücksichtigt. Das Gesundheitswesen ist somit nur ein Teilbereich der Gesundheitswirtschaft. Diesen Sachverhalt verdeutlicht das Schichtenmodell der Gesundheitswirtschaft (vgl. Abbildung 4.1).

Im Kern des Modells befindet sich das Gesundheits- und Sozialwesen mit den dazugehörigen Wirtschaftsbereichen (1. Schicht). Die einzelnen Teilbereiche, die über den Kernbereich hinausgehen, sind durch konzentrische Schichten dargestellt. Dabei verdeutlichen die Schichten, welche Position den Einrichtungen bzw. den Unternehmen in der Wertschöpfungskette zu-

---

[51] Vgl. Weitkamp/Klingenberger, 2007.
[52] Vgl. Mühlhausen, 2002.
[53] Vgl. Weitkamp/Klingenberger, 2007.
[54] Vgl. Ostwald/Ranscht, 2007; Ostwald, 2009; Ranscht, 2009.

4.1 Gesundheitswirtschaft

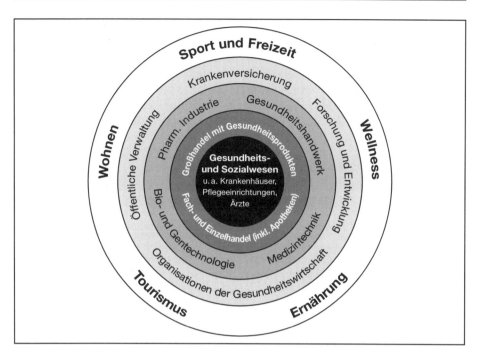

Abbildung 4.1: Schichtenmodell der Gesundheitswirtschaft
Quelle: Ostwald, 2009, S. 9

kommt. Die folgenden Schichten umlagern den Kernbereich der Gesundheitswirtschaft:

2. Schicht: Groß- und Einzelhandel,
3. Schicht: Verarbeitendes Gewerbe (Medizintechnik, Pharm. Industrie, Gesundheitshandwerk),
4. Schicht: Weitere Einrichtungen (Öffentliche Verwaltung, Forschung und Entwicklung),
5. Schicht: Randbereiche mit ausgeprägten gesundheitlichen Bezügen (Wellness, Sport, Ernährung).

Das Gesundheits- und Sozialwesen enthält die beschäftigungsintensivsten Wirtschaftsbereiche der Gesundheitswirtschaft. Es umfasst Leistungen, die direkt am Patienten ansetzen. Es schließt die stationäre und ambulante Gesundheitsversorgung sowie den Pflegebereich, also Krankenhäuser, Vorsorge- und Rehabilitationseinrichtungen, Pflegeeinrichtungen sowie niedergelassene Ärzte, Zahnärzte und Psychotherapeuten mit ein.

Die zweite Schicht um diesen Kern beinhaltet den Bereich des Handels. Sie umfasst den Groß- und Einzelhandel mit pharmazeutischen, medizinischen und orthopädischen Erzeugnissen sowie die Apotheken.

Die dritte Schicht, das Verarbeitende Gewerbe, bildet die kapital- und technologieintensive Vorleistungs- und Zulieferindustrie, wozu neben der Pharmazeutischen Industrie, der Medizintechnik sowie der Bio- und Gentechnologie auch das Gesundheitshandwerk (inklusive der zahntechnischen Labore) zählt. Die vierte Schicht umfasst die weiteren Einrichtungen der Gesundheitswirtschaft. Zu nennen sind hier private und gesetzliche Krankenversicherungen (inkl. Pflegeversicherungen), Teile der Renten- und Unfallversicherung, die öffentliche Verwaltung auf dem Gebiet des Gesundheitswesens, weitere Organisationen des Gesundheitswesens sowie die Forschung und Entwicklung im Bereich der Medizin.

Wird die noch weiter gefasste Abgrenzung des Gesundheitsbegriffs der Weltgesundheitsorganisation (WHO) zugrunde gelegt, könnten auch noch Randbereiche und Nachbarbranchen mit ausgeprägten gesundheitlichen Bezügen, wie z. B. Freizeit- und Tourismusbranche, Ernährung oder der Wellnessbereich zur Gesundheitswirtschaft im weitesten Sinne gezählt werden. Diese Bereiche sind in der fünften, d. h. in der äußersten Schicht des Modells dargestellt.

Die im Folgenden zugrunde gelegte Abgrenzung der Gesundheitswirtschaft orientiert sich am Schichtenmodell und umfasst alle Wirtschaftsbereiche, die sich maßgeblich mit der Verringerung von Mortalität und Morbidität befassen. Entsprechend zählen der Kernbereich sowie die ersten drei Schichten zur Gesundheitswirtschaft im hier verstandenen Sinne, während der äußere Ring (z. B. Wellnessbereich) nicht der Gesundheitswirtschaft im engeren Sinne zugeordnet wird.[55]

Wie oben erwähnt, waren im Jahr 2008 rund 4,6 Mio. Menschen in der Gesundheitswirtschaft im engeren Sinne beschäftigt. Das sind 11,5 Prozent aller Erwerbstätigen in Deutschland. Legt man die weiter gefasste Definition (Fitness, Wellness etc.) zugrunde, so arbeiten sogar rund 5,4 Mio. Menschen in der Gesundheitswirtschaft, demzufolge ist jeder siebte Erwerbstätige in dieser Branche tätig. Allein im Zeitraum von 2000 bis 2008 hat die Zahl der Beschäftigten um rund 500.000 zugenommen; dies entspricht einem Anstieg um 12,2 Prozent. Im Zuge eines aktuellen Forschungsprojekts des Bundeswirtschaftsministeriums wurde prognostiziert, dass – günstige Rahmenbedingungen vorausgesetzt – im Jahr 2030 über 20 Prozent der Erwerbstätigen in der Gesundheitswirtschaft arbeiten könnten.[56]

Ein aktuelles Gutachten im Auftrag des Bundesministerium für Wirtschaft und Technologie kommt zu dem Ergebnis, dass unter wachstumsfördernden wirtschaftspolitischen Rahmenbedingungen der Anteil der Gesundheitswirtschaft am Bruttoinlandsprodukt bis 2020 von heute etwa 10 Pro-

---

[55] Vgl. Ostwald, 2009.
[56] Vgl. BMG, 2010.

zent auf fast 13 Prozent und die Zahl der Beschäftigten von rund 5 auf 7 Mio. Menschen wachsen könnten.[57]

4.2 Mundgesundheitswirtschaft

Der Bereich der deutschen Mundgesundheitswirtschaft ist – obwohl relativ eindeutig gegenüber anderen Teilbereichen der Gesundheitswirtschaft abgrenzbar – bislang noch nicht umfassend im Hinblick auf sein wirtschaftliches Wachstums- und Beschäftigungspotential analysiert worden. Dabei ist das Schichtenmodell der Gesundheitswirtschaft (vgl. Abbildung 4.1) durchaus auch auf den Bereich der Mundgesundheitswirtschaft anwendbar (vgl. Abbildung 4.3).

Der Fokus liegt in der Mundgesundheitswirtschaft auf zwei Bereichen, dem eigentlichen Kern des Modells – den Zahnarztpraxen, der 1. Schicht – und dem Gesundheitshandwerk, d. h. der 2. Schicht der Mundgesundheitswirtschaft. Der Kern der Mundgesundheitswirtschaft erfasst dementsprechend Leistungen, die direkt am Patienten erbracht werden. Hierbei handelt es sich im Wesentlichen um die erbrachten Gesundheitsdienstleistungen in den zahnärztlichen und kieferorthopädischen Praxen. Des Weiteren werden aus der 2. Schicht die hierfür benötigten direkten Vorleistungen erfasst. Unter diese direkten Vorleistungen fallen die Umsätze von praxisinternen und gewerblichen Laboren. Als 3. Schicht werden weitere Gesundheitsprodukte im Einzelhandel, die einen direkten Bezug zur Mundgesundheitswirtschaft haben, berücksichtigt. In diesem Zusammenhang sind insbesondere Zahncremes, Zahnseide, manuelle und elektrische Zahnbürsten zu nennen.

In der nachfolgenden Tabelle 4.2 sind die *Gesundheitsausgaben* insgesamt sowie in Arzt- und Zahnarztpraxen[58] dargestellt. Es zeigt sich, dass der Ausgabenanteil der Zahnarztpraxen an den gesamten Gesundheitsausgaben in den letzten Jahren kontinuierlich gefallen ist, von 7,6 Prozent auf 6,4 Prozent der gesamten Gesundheitsausgaben.

Der Rückgang des Anteils der Zahnarztpraxen ist nicht auf rückläufige absolute Gesundheitsausgaben in den Zahnarztpraxen zurückzuführen, sondern vielmehr auf die vergleichsweise stärker angestiegenen Gesundheitsausgaben in den Arztpraxen. Der Vergleich der Gesundheitsausgaben nach Einrichtungen verdeutlicht, dass der Anteil der Zahnarztpraxen, gemessen am Anteil der Arztpraxen, von 53,6 Prozent im Jahr 1996 auf 41,7 Prozent im Jahr 2008 zurückgegangen ist. Im gleichen Zeitraum sind

---

[57] Vgl. Henke/Neumann/Schneider, 2010.
[58] In der Gesundheitsausgabenrechnung des Statistischen Bundesamtes werden die Fremdlaborausgaben der Zahnarztpraxen der Rubrik Gesundheitshandwerk zugerechnet und sind demzufolge hier nicht enthalten.

Tabelle 4.2: Gesundheitsausgaben nach Einrichtungen für den Zeitraum von 1996 bis 2008 (in Mrd. Euro)

	1996	1997	1998	1999	2000	2001	2002	2003	2004	2005	2006	2007	2008
Gesamt	195,5	196,4	201,8	207,4	213,0	220,9	228,8	234,6	234,4	240,5	246,1	254,3	264,5
in AP	27,8	28,3	29,0	29,8	30,6	31,6	32,6	33,8	34,4	35,0	36,3	38,4	40,3
in ZAP	14,9	15,0	14,3	14,2	14,7	15,4	15,4	15,9	16,2	15,1	15,7	16,3	16,8
ZAP/AP	53,6 %	53,2 %	49,4 %	47,6 %	47,9 %	48,7 %	47,4 %	47,1 %	47,1 %	43,2 %	43,2 %	42,4 %	41,7 %
ZAP/Gesamt	7,6 %	7,6 %	7,1 %	6,8 %	6,9 %	7,0 %	6,7 %	6,8 %	6,9 %	6,3 %	6,4 %	6,4 %	6,4 %

AP: Arztpraxen, ZAP: Zahnarztpraxen. Quelle: Destatis, 2011, Code 23611-0003 und eigene Berechnungen

4.2 Mundgesundheitswirtschaft

die Gesundheitsausgaben in Zahnarztpraxen in absoluten Zahlen von 14,9 Mrd. Euro auf 16,8 Mrd. Euro angestiegen.

Trotz des rückläufigen Anteils an den gesamten Gesundheitsausgaben ist die bisherige Beschäftigungsbilanz der Mundgesundheitswirtschaft positiv, insbesondere im Vergleich zur volkswirtschaftlichen Gesamtsituation. Betrachtet man den Zeitraum ab dem Jahr 2000, so zeigt sich gemäß Erwerbstätigenrechnung ein Anstieg der Erwerbstätigenzahl in Deutschland bis 2009 um etwa 1,13 Mio. bzw. um 2,9 Prozent. Demgegenüber verdeutlichen die Daten der Gesundheitspersonalrechnung, dass die Beschäftigung im Bereich der Mundgesundheitswirtschaft[59] im gleichen Zeitraum vergleichsweise deutlich stärker angestiegen ist (vgl. Tabelle 4.3). Das Beschäftigungswachstum in der Mundgesundheitswirtschaft belief sich demnach im Zeitraum 2000 bis 2009 auf etwa 10 Prozent. Das entspricht einem jährlichen Beschäftigungswachstum von 1,1 Prozent. Der Beschäftigungszuwachs allein im Bereich der Zahnarztpraxen lag im gleichen Zeitraum bei 14 Prozent bzw. 1,44 Prozent pro Jahr.

Ein anderes Bild ergibt sich bei Berücksichtigung der Teilzeitbeschäftigung, das im Bereich der Mundgesundheitswirtschaft relativ hoch ausfällt. Dies liegt primär an dem hohen Frauenanteil der Beschäftigten in Zahnarztpraxen. Über 84 Prozent der Erwerbstätigen in Zahnarztpraxen sind weiblich. Etwa 97 Prozent der Teilzeitarbeitsplätze in Zahnarztpraxen entfallen auf Frauen.[60] Der Anteil der Teilzeitarbeitsplätze in Zahnarztpraxen ist im Zusammenhang mit dem sog. „Gender-Mainstreaming" und der gewünschten Vereinbarkeit von Beruf und Familie in den vergangenen Jahren weiter gestiegen und liegt aktuell bei 26,8 Prozent (vgl. Abbildung 4.2). Der Anteil der Teilzeitbeschäftigten bei den zahnmedizinischen Fachangestellten beträgt derzeit 32,1 Prozent; bei den Zahntechnikern liegt der Anteil bei 13,8 Prozent.

Berücksichtigt man den Anstieg der Teilzeitbeschäftigung unter Verwendung sog. Vollzeitäquivalente, so betrug der Beschäftigungszuwachs in der Mundgesundheitswirtschaft immer noch etwa 4 Prozent, während die Beschäftigung speziell in den Zahnarztpraxen im Zeitraum zwischen 2000 und 2009 um ca. 7 Prozent anstieg (vgl. Tabelle 4.4). Die auf die Zahnarztpraxen entfallende Lohnsumme wuchs im gleichen Zeitraum um 22 Prozent von 3,03 Mrd. Euro auf 3,71 Mrd. Euro.[61]

---

[59] Hierbei bleiben unberücksichtigt: Zahnärzte in stationären/teilstationären Einrichtungen (1.000), im Gesundheitsschutz (1.000) sowie in Sonstigen Einrichtungen (1.000); zahnmed. Fachangestellte in Arztpraxen (2000: 27.000; 2009: 32.000), in Praxen sonst. med. Berufe (1.000) sowie in stationären/teilstationären Einrichtungen (2000: 3.000; 2009: 4.000); Zahntechniker in Sonstigen Einrichtungen (1.000).
[60] Vgl. Destatis, 2010a.
[61] Vgl. KZBV, 2010.

Tabelle 4.3: Beschäftigungsentwicklung in der Mundgesundheitswirtschaft im Zeitraum 2000 bis 2009

	Erwerbstätige (in Tsd.)		
	2000	2009	Veränderung in %
In Zahnarztpraxen (inkl. Praxislabor)			
Zahnärzte	61	64	+ 5 %
Zahnmedizinische Fachangestellte und Auszubildende	173	204	+18 %
Zahntechniker und Auszubildende	11	11	0 %
Sonstige Erwerbstätige	60	68	+14 %
In gewerblichen Dentallaboren			
Zahntechniker	37	38	+ 3 %
In Vorleistungsindustrien			
Zahntechniker	21	15	−29 %
Gesamt	363	400	+11 %
davon in Zahnarztpraxen	305	347	+14 %

Quellen: Destatis, 2010a und eigene Berechnungen

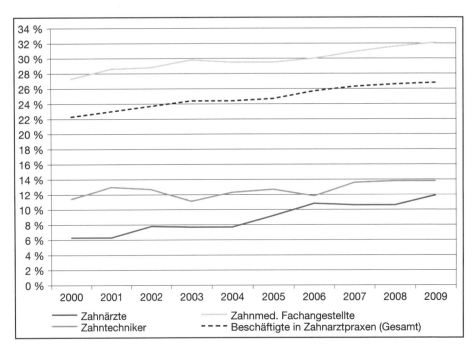

Abbildung 4.2: Teilzeitquoten in der Mundgesundheitswirtschaft
Quelle: Destatis, 2010a und eigene Berechnungen

Tabelle 4.4: Beschäftigungsentwicklung in der Mundgesundheitswirtschaft im Zeitraum 2000 bis 2009 – gemessen in Vollzeitäquivalenten

	Erwerbstätige (in Tsd.)		
	2000	2009	Veränderung in %
In Zahnarztpraxen (inkl. Praxislabor)			
Zahnärzte	58	60	+ 3 %
Zahnmedizinische Fachangestellte und Auszubildende	137	150	+ 9 %
Zahntechniker und Auszubildende	10	10	0 %
Sonstige Erwerbstätige	48	51	+ 6 %
In gewerblichen Dentallaboren			
Zahntechniker	34	34	0 %
In Vorleistungsindustrien			
Zahntechniker	19	13	–32 %
Gesamt	**306**	**318**	**+ 4 %**
davon in Zahnarztpraxen	*253*	*271*	*+ 7 %*

Quelle: Destatis, 2010a und eigene Berechnungen

Die Entwicklung im Zeitraum von 2000 bis 2009 zeigt zugleich strukturelle Verschiebungen an. So ist die Anzahl der Zahntechniker in diesem Zeitraum um etwa 5.000 bzw. 7 Prozent gesunken. Diese Entwicklung wird maßgeblich von dem Beschäftigungsstand in den Vorleistungsindustrien geprägt. Im internationalen Vergleich fällt auf, dass Deutschland dennoch weiterhin „mit Abstand" mehr Zahntechniker je behandelnd tätigen Zahnarzt beschäftigt als jedes andere Land.[62] Der Sachverständigenrat für die Konzertierte Aktion im Gesundheitswesen stellte noch in seinem Gutachten von 2000/2001 fest, dass „Deutschland europaweit nach wie vor das einzige Land (ist), in dem mehr Zahntechniker als Zahnärzte berufstätig sind".[63] Die Anzahl der Zahnärzte liegt erst seit 2007 knapp über der Anzahl der Zahntechniker. Die hierin erkennbare strukturelle Anpassung ist immer auch im Lichte einer zahnerhaltenden präventiven Gesamtstrategie zu interpretieren.

Diese ersten Rahmendaten der Mundgesundheitswirtschaft verdeutlichen, dass es sich um einen wachsenden und prosperierenden Wirtschaftszweig handelt. Um differenzierte Analysen für die Mundgesundheitswirtschaft durchführen zu können, wird diese in den nachfolgenden Ausführungen in 3 Schichten (vgl. Abbildung 4.3) untergliedert:

---

[62] Vgl. Bauer/Neumann/Saekel, 2009.
[63] Vgl. Sachverständigenrat für die Konzertierte Aktion im Gesundheitswesen, 2002a.

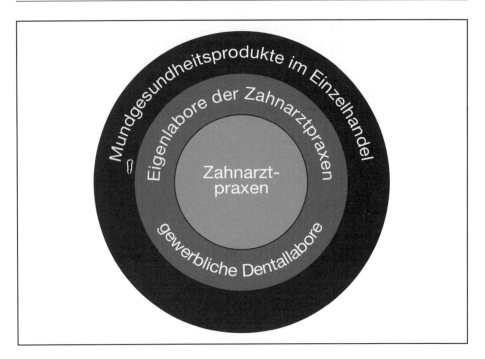

Abbildung 4.3: Schichtenmodell der Mundgesundheitswirtschaft
Quelle: Eigene Darstellung

– Schicht 1: Zahnärztlicher Bereich, d. h. Zahnarztpraxen (ohne Praxislabore),
– Schicht 2: Zahntechnischer Bereich, d. h. Eigenlabore der Zahnarztpraxen sowie gewerbliche Dentallabore,
– Schicht 3: Mundgesundheitsprodukte im Einzelhandel.

Das obige Schichtenmodell, das sich an dem Schichtenmodell der Gesundheitswirtschaft orientiert, ermöglicht eine klare und praktikable Abgrenzung der einzelnen Teilbereiche der Mundgesundheitswirtschaft.

Die Studie beschränkt sich auf das *ambulante* zahnmedizinische Versorgungssystem.[64] Verlässliche Kostendaten zum Umfang der *stationären* Behandlung speziell von Zahn-, Mund- und Kiefererkrankungen an den bundesweit 31 universitären Zahnkliniken sind nicht verfügbar. Die Gesundheitspersonalrechnung des Statistischen Bundesamtes weist für den stationären Bereich im Jahr 2009 etwa 1.000 Zahnärzte sowie 4.000 zahnmedizinische Fachangestellte aus.[65] Der Gesamtumsatz des stationären zahnmedizinischen Versorgungssystems macht vermutlich weniger als

---

[64] „Die Zahn-, Mund- und Kieferheilkunde ist ein fast ausschließlich ambulant ausgeübtes Fach und stationäre Behandlungen beschränken sich auf die schweren Krankheitsbilder in der Mund-, Kiefer- und Gesichtschirurgie"; Wissenschaftsrat, 2010.
[65] Vgl. Destatis, 2010a.

4.2 Mundgesundheitswirtschaft

1 Prozent des Gesamtumsatzes des Mundgesundheitsmarktes aus, weshalb auf den Einbezug des stationären Bereiches im Rahmen der Analyse verzichtet wird.[66]

Ebenfalls nicht Bestandteil der Analyse ist die Bedeutung der Mundgesundheitswirtschaft für die vorgelagerte Investitionsgüterindustrie. Der Umfang der Investitionen in Zahnarztpraxen lässt sich zumindest grob schätzen, wenn man die in den Kostenstrukturerhebungen der KZBV ermittelten durchschnittlichen Abschreibungen je Zahnarztpraxis hochrechnet. Das gesamte Abschreibungsvolumen der Zahnärzte lag demnach im Zeitraum zwischen 2005 und 2009 jeweils in einem Korridor von 705 Mio. Euro bis 730 Mio. Euro pro Jahr[67]. Davon entfallen allein auf die im Rahmen von zahnärztlichen Praxisneugründungen bzw. Praxisübernahmen getätigten Neuanschaffungen (med.-techn. Geräte, Praxiseinrichtung) jährlich schätzungsweise ca. 100 Mio. Euro[68]. Die verfügbaren Makrodaten des Verbandes der Deutschen Dentalindustrie (VDDI) lassen sich allerdings nicht eindeutig nach Inland bzw. Ausland sowie nach Verbrauchsgütern bzw. Gebrauchsgütern abgrenzen, so dass auf den Einbezug in das Prognosemodell verzichtet wurde. Anderenfalls hätte die Gefahr der Mehrfachberücksichtigung von Umsätzen bestanden. Generell ist jedoch ein Einbezug zahnärztlicher Investitionsgüter in eine Gesamtbetrachtung sinnvoll.

Eine andere Frage ist, inwiefern die Phänomene des „Dentaltourismus" sowie des „Auslandszahnersatzes" bei der Prognose der Wachstums- und Beschäftigungsentwicklung in der Mundgesundheitswirtschaft bis 2030 berücksichtigt werden sollten und könnten. Das nachfolgend verwendete Prognosemodell basiert auf dem sog. Inlandskonzept, d. h. alle innerhalb einer definierten Raumeinheit (z. B. Nationalstaat) erbrachten Leistungen werden berücksichtigt, und zwar unabhängig davon, welcher Nationalität die wirtschaftenden Personen angehören. Auch die zahnmedizinische Versorgung von Personen, die nicht der deutschen Wohnbevölkerung angehören, wird demnach in den im Prognosemodell ermittelten Umsätzen erfasst, solange der Leistungsort in Deutschland liegt.

Beim Dentaltourismus – hier reist der Patient zum Zwecke der zahnprothetischen Versorgung ins Ausland – wird der Leistungsort hingegen in das Ausland verlagert; der dementsprechend in der ausländischen Zahnarztpraxis verbuchte Umsatz wird im Prognosemodell folglich nicht erfasst. In Deutschland hat die Option des Dentaltourismus lediglich in grenznahen Regionen einen gewissen Stellenwert. In einer bundesweiten repräsentativen Bevölkerungsbefragung gaben im Frühjahr 2008 lediglich 1,2 Prozent

---

[66] In der Krankheitskostenrechnung des Statistischen Bundesamtes werden für die Bereiche „Zahnkaries" sowie „Zahnverlust durch Unfall, Extraktion oder Parodontose" lediglich 20 Mio. Euro im stationären Sektor ausgewiesen; für den gesamten Bereich „Krankheiten der Mundhöhle, Speicheldrüsen und Kiefer" waren es zum gleichen Zeitpunkt 153 Mio. Euro (Zahlen von 2008); vgl. Destatis, 2010.
[67] KZBV, 2010.
[68] Eigene Überschlagsrechnung nach Klingenberger/Schwarte, 2011.

der Befragten an, zur zahnärztlichen Versorgung bereits ins Ausland gereist zu sein[69].

Beim Auslandszahnersatz – hier wird der Zahnersatz in einem ausländischen Dentallabor hergestellt, dann aber im Inland eingegliedert – ist die Sachlage hingegen komplizierter, da es zwei Leistungsorte gibt. Der auf das Ausland entfallende Umsatzanteil wird im Prognosemodell dennoch mit erfasst, weil die inländische Zahnarztpraxis die Vorleistung aus dem Ausland als sog. „durchlaufenden Posten" verbucht und die entsprechenden Herstellungskosten dem Patienten jeweils in Rechnung stellt. Auf den Umsatz der Mundgesundheitswirtschaft als Gesamtheit hat eine Zunahme des Anteils von Auslandszahnersatz an den zahnprothetischen Versorgungen dennoch insofern Einfluss, weil die Verlagerung der Produktion ins Ausland Umsatzeinbußen der gewerblichen Dentallabore (2. Schicht) in Deutschland zur Folge hat.

Bei der Berechnung der Bruttowertschöpfung wird der im Ausland erwirtschaftete Wertschöpfungsanteil des Auslandszahnersatzes folgerichtig durch entsprechende Annahmen herausgerechnet. Die Bruttowertschöpfung der Mundgesundheitswirtschaft umfasst folglich nur die Wertschöpfung, die tatsächlich in Deutschland erbracht wird. Die mit der Verlagerung von Vorleistungen ins Ausland einhergehende Verringerung der inländischen Wertschöpfung ist in vielen Wirtschaftsbereichen zu beobachten und wird allgemein als Folge der vertieften internationalen Arbeitsteilung („Globalisierung") interpretiert. Auslandszahnersatz hat eine vergleichsweise größere Bedeutung als der Dentaltourismus; bei jeder zehnten Eingliederung von Zahnersatz wird hierzulande mittlerweile auf in ausländischen Dentallaboren gefertigte Produkte zurückgegriffen. Es handelt sich folglich um ein kleines, aber dynamisch wachsendes Marktsegment[70].

Im Rahmen des Prognosemodells werden die Umsatzauswirkungen von Dentaltourismus und Auslandszahnersatz über die historischen Daten als Trends automatisch miterfasst, d. h. es handelt sich um gesellschaftliche Phänomene, die sich konkret in den Abrechnungsdaten der zurückliegenden Perioden widerspiegeln. Eine Verstärkung oder Abschwächung dieser Trends im Prognosezeitraum wird nicht erwartet, auf spezielle Modellannahmen daher verzichtet.

Im nachfolgenden Kapitel wird entsprechend der Zielsetzung dieser Studie hergeleitet, welche Bestandteile zum Ersten und welche zum Zweiten Gesundheitsmarkt gehören. Dabei wird zunächst die vorgenommene Differenzierung in der Gesundheitswirtschaft beschrieben, bevor diese Überlegungen auf die (ambulante) Mundgesundheitswirtschaft übertragen werden.

---

[69] Klingenberger et al., 2009.
[70] Klingenberger et al., 2009.

5 Abgrenzung des Ersten und Zweiten Gesundheitsmarkts in der Gesundheits- und der Mundgesundheitswirtschaft

5.1 Abgrenzung in der Gesundheitswirtschaft

Die Gesundheitswirtschaft ist einer der umsatzstärksten Wirtschaftszweige Deutschlands. Ein beachtlicher Teil dieser Umsätze wird dabei in einem Bereich erwirtschaftet, der sich in den vergangenen Jahren an der Schnittstelle zwischen Lifestyle und Medizin entwickelt hat und oft als Zweiter Gesundheitsmarkt bezeichnet wird.[71]

Der Erste Gesundheitsmarkt umfasst laut Bundesministerium für Gesundheit (BMG) den Bereich der „klassischen" Gesundheitsversorgung, die größtenteils durch gesetzliche und private Krankenversicherung, zu kleineren Anteilen auch durch Arbeitgeber, den Staat und weitere Sozialversicherungsträger finanziert wird. Als Zweiter Gesundheitsmarkt werden demgegenüber alle privat finanzierten Produkte und Dienstleistungen rund um die Gesundheit bezeichnet. Demnach gehören freiverkäufliche Arzneimittel und individuelle Gesundheitsleistungen, Fitness und Wellness, Gesundheitstourismus sowie die Bereiche Sport/Freizeit, Ernährung und Wohnen zum Zweiten Gesundheitsmarkt.[72] Dabei ist die Zuordnung, welche Waren und Dienstleistungen einen Bezug zur Gesundheit aufweisen, im Einzelfall nicht klar definiert und teilweise umstritten.

In Abbildung 5.1 wird ein Schema zur Abgrenzung der Gesundheitsmärkte nach Güter- und Finanzierungsart vorgestellt, das auch dem Konzept des Gesundheitssatellitenkontos[73] zugrunde liegt.

Grenzt man die Gesundheitsmärkte nach der *Finanzierungsart* ab, so spannt sich der Erste Gesundheitsmarkt von erstattungsfähigen Arzneimitteln und Krankenhausaufenthalten bis hin zu Präventionskursen, die von Krankenkassen getragen werden. Dem Zweiten Gesundheitsmarkt sind nach dieser Auffassung individuelle Gesundheitsleistungen, Wellness-Pro-

---

[71] Vgl. Henke/Neumann/Schneider, 2010.
[72] Vgl. BMG, 2010.
[73] Das Gesundheitssatellitenkonto ist ein Konto innerhalb der Volkswirtschaftlichen Gesamtrechnung (VGR), mit dem die volkswirtschaftliche Verflechtung des Gesundheitssektors ermittelt wird. Auf diese Weise lässt sich der Gesundheitssektor als eigenständige Branche der Volkswirtschaft in wirtschaftspolitischen Kategorien wie Wertschöpfung, Produktivität, Kapitalbildung, Beschäftigung etc. abbilden; vgl. Henke/Neumann/Schneider, 2010.

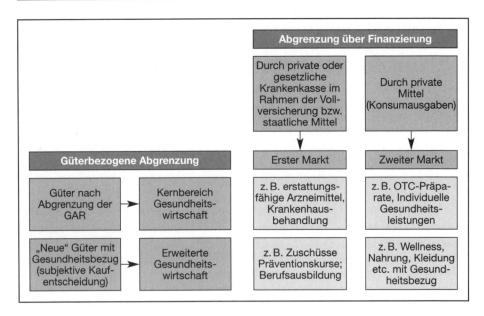

Abbildung 5.1: Abgrenzung der Gesundheitsmärkte
Quelle: Henke/Neumann/Schneider, 2010, S. 73

dukte und OTC-Präparate[74] zurechenbar, die privat gezahlt werden. Auf der zweiten Ebene der Matrix wird nach der *Art der Güter* unterschieden: Zum einen Güter, die durch die Gesundheitsausgabenrechnung (GAR) abgegrenzt werden und zum anderen Güter mit Gesundheitsbezug, die einer subjektiven Kaufentscheidung des Einzelnen unterliegen.

Die Unternehmensberatung Roland Berger stellt in ihrer Studie „Der Zweite Gesundheitsmarkt" aus dem Jahr 2007 eine solche „klassische" Ansicht vor, wonach die Gesamtheit aller gesundheitsbezogenen Produkte und Dienstleistungen, die nicht von den gesetzlichen oder privaten Krankenversicherungen bezahlt, sondern aus eigener Tasche finanziert werden, als Zweiter Gesundheitsmarkt zu betrachten sind. Im Umkehrschluss umfasst der Erste Gesundheitsmarkt die klassische Versorgung, die primär von den gesetzlichen Krankenkassen und privaten Krankenversicherungen getragen wird. Die Studie beziffert, dass jeder erwachsene Deutsche pro Jahr durchschnittlich 900 Euro aus eigener Tasche für Gesundheit ausgibt. Insgesamt belaufen sich die Umsätze im Zweiten Gesundheitsmarkt laut Berechnungen der Unternehmensberatung Roland Berger auf geschätzte 60 Mrd. Euro pro Jahr, wovon etwa 20 Mrd. Euro auf die Bereiche Fitness, Wellness, Gesundheitstourismus, Biolebensmittel und Functional Food entfallen.[75] Es fällt ins Auge, dass in dieser weiten Marktabgrenzung deut-

---

[74] OTC-Präparte (engl. „over-the-counter", dt. „über die Ladentheke verkauft") ist die Bezeichnung für frei verkäufliche und apothektenpflichtige, also nicht verschreibungspflichtige Medikamente.
[75] Vgl. Kartte/Neumann, 2007; „Functional Food" bezeichnet Nahrungsmittel, die mit zusätzlichen Inhaltsstoffen angereichert sind und mit positivem Effekt auf die Gesundheit beworben werden.

lich höhere private Ausgaben ausgewiesen werden als in der Einkommens- und Verbrauchsstichprobe (EVS) (vgl. Abschnitt 2.2).

Diese Abgrenzung ist nicht unumstritten. Werden die beiden Gesundheitsmärkte nicht aus Sicht der Finanzierung durch Kassen oder staatliche Haushalte, sondern aus der individuellen Sicht der Patienten betrachtet, liegt eine andere Abgrenzung nahe. Nach klassischer Ansicht werden private Zuzahlungen dem Zweiten Gesundheitsmarkt zugerechnet. Jedoch werden auch *private Zusatzversicherungen zum gesetzlichen Krankenversicherungsschutz* aus freier Entscheidung der Individuen privat gezahlt und können somit ebenfalls als Ausdruck der privaten Zahlungsbereitschaft aufgefasst werden. Sie wären gemäß dieser Auffassung dem Zweiten und nicht dem Ersten Gesundheitsmarkt zuzuordnen. Ebenso ließen sich *umfangreiche private Krankheitskostenvollversicherungen, die das Leistungsangebot der GKV übersteigen*, mit gleicher Begründung zumindest teilweise dem Zweiten Gesundheitsmarkt zurechnen. Insofern ist es schwierig, die Gesundheitswirtschaft strikt in einen Ersten und Zweiten Gesundheitsmarkt einzuteilen.

Die Dynamik, der die Gesundheitswirtschaft ausgesetzt ist, ergibt sich zum einen durch Innovationen, initiiert von Wissenschaft und Wirtschaft. Auf der anderen Seite wird sie ganz entscheidend von den Konsumwünschen der Menschen bestimmt. Beide Strömungen beeinflussen sich gegenseitig. Daraus entsteht ein Kreislauf, der die Branche kontinuierlich verändert und Produkte sowie Methoden, die sich im Zweiten Gesundheitsmarkt bewähren, in den Ersten und auch in der umgekehrten Richtung transferiert. Um diesem komplexen Sachverhalt Rechnung zu tragen, werden bei der Abgrenzung der Mundgesundheitswirtschaft nachfolgend zwei mögliche Abgrenzungen vorgestellt und hinsichtlich ihrer Konsequenzen analysiert.

5.2 Abgrenzung in der Mundgesundheitswirtschaft

Im Bereich der Mundgesundheitswirtschaft hat sich, durch gesetzgeberische Eingriffe[76] angestoßen, der Wettbewerbsdruck deutlich erhöht. Dadurch hat sich ein Markt herauskristallisiert, der von hochpreisigen Segmenten auf der einen Seite bis hin zu Discountangeboten auf der anderen Seite reicht. Zahnärzte müssen sich in diesem Wettbewerbsgefüge positionieren. Jenseits der Regelversorgung haben sich mit der Einführung des Systems befundbezogener Festzuschüsse in der zahnprothetischen Versorgung zum 1. Januar 2005 eine Vielzahl an Optionen für Patient und Zahnarzt eröffnet.[77] Dass gesetzlich Versicherte auf dem Gebiet der zahnprothetischen Versorgung den Leistungsumfang der Regelversorgung

---

[76] Hervorzuheben sind hier insbesondere das GKV-Modernisierungsgesetz vom 14. November 2003 (GMG), das Vertragsarztrechtsänderungsgesetz vom 22. Dezember 2006 (VÄndG) sowie das GKV-Wettbewerbsstärkungsgesetz vom 30. März 2007 (GKV-WSG).
[77] Vgl. Klingenberger/Micheelis, 2005.

durch private Zuzahlungen nun ausweiten können, zeigt die Relevanz des Zweiten Gesundheitsmarkts für die Mundgesundheitswirtschaft. Das langfristig gestiegene Gesundheitsbewusstsein der Patienten im Sinne einer höheren „dental awareness" trägt ebenfalls zum Bedeutungszuwachs des Zweiten Gesundheitsmarktes bei.

In dieser Arbeit werden die am Patienten erbrachten Leistungen (1. Schicht) und die dazu benötigten direkten Vorleistungen (2. Schicht) betrachtet (vgl. Abschnitt 4.2). Hierfür sollen nun, aufgrund der beschriebenen divergenten Auffassungen, zwei Abgrenzungsmöglichkeiten des Ersten und Zweiten Gesundheitsmarktes erläutert werden. Zuerst wird eine klassische Abgrenzung vorgestellt, die der derzeit gängigen Meinung in der Literatur folgt. Anschließend wird eine alternative Abgrenzung skizziert, die von der Zahlungsbereitschaft der Patienten als entscheidendem Abgrenzungskriterium ausgeht.

5.2.1 Klassische Abgrenzung

Die erste Überlegung beruht auf der eingangs erläuterten Auffassung der Einteilung in den Ersten und Zweiten Gesundheitsmarkt, wie es auch im Gesundheitssatellitenkonto für die Gesundheitswirtschaft erfolgt ist. Diese Abgrenzung wird daher im Folgenden als „klassische" Abgrenzung bezeichnet.

Als Erster Gesundheitsmarkt wird in dieser Herangehensweise alles bewertet, was durch die gesetzlichen und privaten Krankenversicherungen sowie durch die Beihilfe getragen wird. In den Zweiten Gesundheitsmarkt fallen all die Umsätze, die nicht dem Ersten Gesundheitsmarkt zuzuordnen sind. Der Zweite Gesundheitsmarkt wird folglich als Restgröße (Residualgröße) aufgefasst. In Abbildung 5.2 ist die Umsatzentwicklung über die letzten 12 Jahre graphisch für den Ersten und den Zweiten Gesundheitsmarkt gemäß dieser klassischen Definition dargestellt.

Als Erster Gesundheitsmarkt werden hier die Ausgabenträger öffentliche Haushalte, die gesetzliche und private Krankenversicherung und die Beihilfe aufgefasst. Der Zweite Gesundheitsmarkt bildet sich dementsprechend aus den direkten Ausgaben der privaten Haushalte. Die gestrichelte Linie stellt die jeweiligen anteiligen Ausgaben der Teilmärkte an den Gesamtausgaben dar.

Bei dieser Abgrenzung ist ein verhältnismäßig kleiner Zweiter Gesundheitsmarkt von ca. 20 Prozent im Jahr 1996 mit nur geringem Wachstum zu erkennen, sodass im Jahr 2008 ein Niveau von 25 Prozent nicht überschritten wird.

In den Abbildungen 5.3 und 5.4 sind die beiden Märkte der Mundgesundheitswirtschaft jeweils getrennt für den zahnärztlichen bzw. den zahntechnischen Bereich dargestellt.

5.2 Abgrenzung in der Mundgesundheitswirtschaft

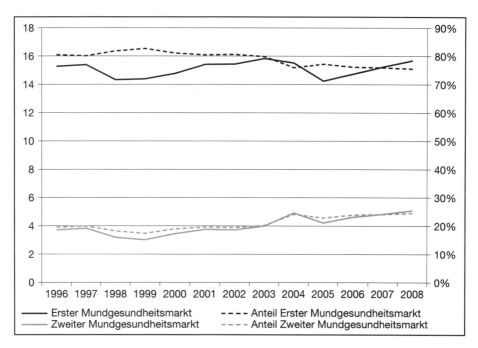

Abbildung 5.2: Umsatzentwicklung nach klassischer Abgrenzung des Ersten und Zweiten Mundgesundheitsmarkts (in Mrd. Euro)
Quelle: Eigene Darstellung

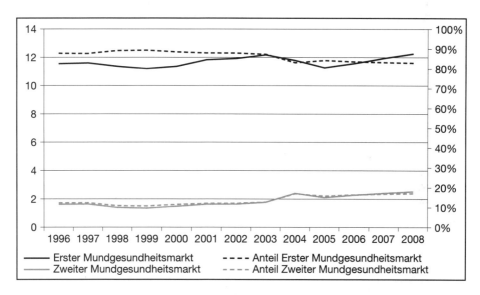

Abbildung 5.3: Umsatzentwicklung nach klassischer Abgrenzung des Ersten und Zweiten Mundgesundheitsmarkts – nur zahnärztliche Leistungen (in Mrd. Euro)
Quelle: Eigene Darstellung

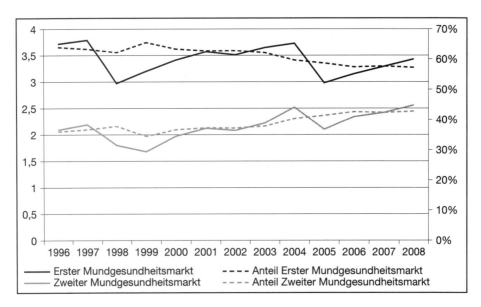

Abbildung 5.4: Umsatzentwicklung nach klassischer Abgrenzung des Ersten und Zweiten Mundgesundheitsmarkts – nur zahntechnische Leistungen (in Mrd. Euro)
Quelle: Eigene Darstellung

In beiden Abbildungen ist ein recht gleichförmiger Verlauf der Umsätze im Ersten und Zweiten Gesundheitsmarkt über den gesamten Zeitraum von 1996 bis 2008 zu erkennen. Insofern kann hier von einem komplementären, d. h. sich ergänzenden Verhältnis von Erstem und Zweitem Gesundheitsmarkt ausgegangen werden.

Dies lässt sich allerdings über den Betrachtungszeitraum nur mit Einschränkungen verallgemeinern. So ist bei den zahnärztlichen Leistungen in den Jahren 2003 und 2004 und bei den zahntechnischen Leistungen in den Jahren 1998 und 1999 jeweils ein *gegenläufiges Verhalten* zu erkennen. Das bedeutet im erstgenannten Fall, dass die vom Ersten Gesundheitsmarkt nicht mehr finanzierten zahnärztlichen Leistungen teilweise vom Zweiten Gesundheitsmarkt übernommen wurden. Im letztgenannten Fall wurden die zahntechnischen Leistungen nicht mehr über den Zweiten Gesundheitsmarkt finanziert, sondern in den Ersten Gesundheitsmarkt verschoben.[78] Nur in diesen beiden Fällen liegt ein substitutives Verhältnis von Erstem und Zweitem Gesundheitsmarkt vor.

Nachfolgend wird eine alternative Abgrenzung der Mundgesundheitswirtschaft vorgestellt und analog analysiert.

---

[78] Mit dem GKV-Solidaritätsstärkungsgesetz vom 19. Dezember 1998 wurden die Zahnersatzleistungen für nach 1978 geborene Versicherte wieder eingeführt, die 2 Jahre zuvor mit dem Beitragsentlastungsgesetz vom 1. November 1996 aus dem gesetzlichen Leistungskatalog herausgenommen worden waren.

5.2.2 Alternative Abgrenzung

Eine zweite Herangehensweise zielt auf die Zahlungsbereitschaft der Patienten ab. Als primäres Abgrenzungskriterium dient also nicht wie in der klassischen Definition die Finanzierung über Dritte (Versicherungen, öffentliche Kostenträger) an sich, sondern vielmehr der Tatbestand der *über die Regelversorgung der GKV hinausgehenden Finanzierung von Gesundheitsleistungen durch den Patienten*. Für dieses Modell werden von der gesetzlichen Krankenversicherung gezahlte Leistungen als medizinisch notwendige Versorgung angesehen.[79] Darüber hinaus finanzierte Leistungen, d. h. Leistungen, die das Angebot der gesetzlichen Krankenversicherung übersteigen, werden hingegen dem Zweiten Gesundheitsmarkt zugerechnet. Hierdurch wird die Wahl eines Patienten, eine relativ umfangreiche Krankheitskostenvollversicherung oder aber eine den gesetzlichen Versicherungsschutz ergänzende Zahnzusatzversicherung bei einer privaten Krankenversicherung abzuschließen, als Ausweis einer höheren individuellen Zahlungsbereitschaft aufgefasst. Dies rechtfertigt die Aufnahme dieser privat finanzierten Leistungen in den Zweiten Mundgesundheitsmarkt.

Eine entsprechende Leistungsabgrenzung ließe sich etwa mit Hilfe der sog. Äquivalenztabellen des BEMA und der GOZ vornehmen.[80] Anhand dieser Äquivalenztabellen kann für alle über den BEMA abgerechneten Leistungen ein entsprechendes Pendant in den Leistungen der GOZ gefunden werden. Somit könnte theoretisch mittels Äquivalenztabelle definiert werden, welche konkreten, die gesetzliche Regelversorgung übersteigenden Leistungen der GOZ als dem Ersten bzw. dem Zweiten Mundgesundheitsmarkt zugehörig aufzufassen sind.

Einfacher operationalisieren lässt sich die Abgrenzung von Erstem und Zweitem Gesundheitsmarkt jedoch mit einer Analyse der GKV-Ausgaben für zahnmedizinische Leistungen und der Mitgliederzahlen. Aus diesen Größen lässt sich ein Pro-Kopf-Betrag errechnen, der für die Finanzierung der zahnmedizinisch notwendigen Leistungen aufgebracht werden muss. Wird dieser Faktor mit der Anzahl der PKV-Vollversicherten multipliziert, so erhält man den Leistungsumfang des Ersten Mundgesundheitsmarkts, der über die GOZ abgerechnet wird. Die Differenz zwischen diesem Betrag und den gesamten Ausgaben der PKV (inkl. Beihilfe) wird folgerichtig als Zweiter Mundgesundheitsmarkt erfasst. In Abbildung 5.5 sind die Ergebnisse dieser Überlegung graphisch dargestellt.

Zum Ersten Mundgesundheitsmarkt zählen alle von den Finanzierungsträgern erbrachten Leistungen, soweit sie nicht den Umfang des gesetzlichen Regelleistungskataloges übersteigen. Die Datenreihe des Zweiten Mundgesundheitsmarkts ergibt sich aus oben vorgestellter Rechnung. Bei die-

---
[79] Vgl. KZBV, 2005.
[80] Vgl. Bayerische Landeszahnärztekammer, 2009.

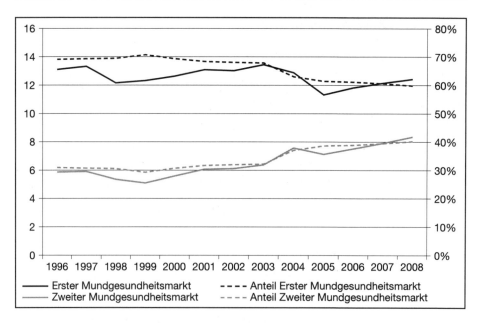

Abbildung 5.5: Umsatzentwicklung nach alternativer Abgrenzung des Ersten und Zweiten Mundgesundheitsmarkts (in Mrd. Euro)
Quelle: Eigene Darstellung

ser Art der Abgrenzung zeigen sich zum einen ein höheres Niveau und zum anderen ein stärkeres Wachstum des Zweiten Mundgesundheitsmarktes. Bereits 1996 lag der Anteil des Zweiten Mundgesundheitsmarktes bei ca. 30 Prozent und stieg bis 2008 auf etwa 40 Prozent. Nachfolgend werden die Daten wiederum getrennt nach zahnärztlichen und zahntechnischen Leistungen analysiert.

Der Zweite Mundgesundheitsmarkt weist in beiden Graphiken (vgl. Abbildungen 5.6 und 5.7) ein dynamischeres Verhalten als bei der klassischen Abgrenzungsvariante auf. Analog zur klassischen Abgrenzung steigt der Zweite Mundgesundheitsmarkt im zahntechnischen Bereich wesentlich stärker. So wächst der Zweite Mundgesundheitsmarkt im zahnärztlichen Bereich im Betrachtungszeitraum um über 8 Prozentpunkte (vgl. Abbildung 5.6), im zahntechnischen sogar um mehr als 13 Prozentpunkte und übersteigt hier sogar das Ausgabenvolumen des Ersten Mundgesundheitsmarkts in absoluten Zahlen (vgl. Abbildung 5.7).

Aus der Betrachtung dieser historischen Daten lässt sich für beide Abgrenzungsvarianten ein klar positiver Trend des zweiten Gesundheitsmarktes erkennen, auch wenn je nach Abgrenzung das Wachstum unterschiedlich stark ausfällt.

5.2 Abgrenzung in der Mundgesundheitswirtschaft

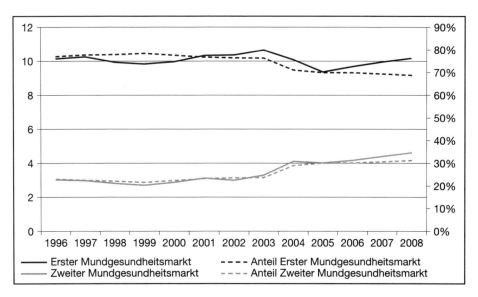

Abbildung 5.6: Umsatzentwicklung nach alternativer Abgrenzung des Ersten und Zweiten Mundgesundheitsmarkts – nur zahnärztliche Leistungen (in Mrd. Euro)
Quelle: Eigene Darstellung

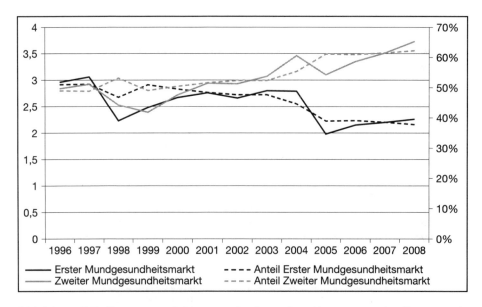

Abbildung 5.7: Umsatzentwicklung nach alternativer Abgrenzung des Ersten und Zweiten Mundgesundheitsmarkts – nur zahntechnische Leistungen (in Mrd. Euro)
Quelle: Eigene Darstellung

5.2.3 Charakteristisches Verhältnis der beiden Gesundheitsmärkte zueinander

Welche Auswirkungen hat nun die jeweils gewählte Abgrenzungsvariante auf die Beantwortung der erkenntnisleitenden Frage nach dem Verhältnis der beiden Gesundheitsmärkte zueinander?

Generell kann man zwischen einem komplementären und einem substitutiven Verhältnis unterscheiden. Komplementarität liegt dann vor, wenn sich die beiden Mundgesundheitsmärkte hinsichtlich ihrer Leistungen wechselseitig *ergänzen*. Ein empirischer Hinweis auf Komplementarität ist die gleichgerichtete Umsatzentwicklung auf Erstem und Zweitem Mundgesundheitsmarkt, die Umsätze in den beiden Marktsegmenten addieren sich also. Von Substitutivität spricht man hingegen in den Fällen, in denen sich die Leistungen gegenseitig *ersetzen*, der Umsatz im einen Marktsegment folglich zu Lasten des Umsatzes im anderen Marktsegment geht. Ein empirischer Fingerzeig für ein substitutives Verhältnis von Erstem und Zweitem Mundgesundheitsmarkt ist die gegenläufige Umsatzentwicklung.

In den Abbildungen 5.8 und 5.9 werden die normierte Umsatzentwicklung des Ersten und Zweiten Mundgesundheitsmarktes und der gesamten Mundgesundheitswirtschaft bezogen auf das Basisjahr 1996 (Index = 1,0) für die beiden Abgrenzungsvarianten dargestellt.

In beiden Abbildungen ist ein gleichgerichteter Verlauf des Ersten und Zweiten Mundgesundheitsmarktes, mit Ausnahme der bereits erwähnten Zeiträume 1998/1999 und 2003/2004, zu erkennen. Aus diesem gleichgerichteten Verlauf leitet sich ein generell *komplementäres* Verhältnis der beiden Märkte zueinander ab. In beiden Abbildungen ist ebenfalls erkennbar, dass der Verlauf des Zweiten Gesundheitsmarktes im Vergleich zum Ersten eine höhere Schwankungsbreite aufweist. Es fällt auf, dass nach klassischer Abgrenzung der Erste Gesundheitsmarkt keinem erkennbaren Trend folgt, nach alternativer Abgrenzung hingegen leicht negativ tendiert.

Somit kann festgehalten werden, dass die erste erkenntnisleitende Fragestellung der vorliegenden Studie, ob das Verhältnis zwischen Erstem und Zweitem Mundgesundheitsmarkt komplementärer oder substitutiver Natur ist, vor dem Hintergrund der vielen Gesundheitsreformen *nicht eindeutig* beantwortet werden kann, sondern lediglich eine *Tendenzaussage* erlaubt. Es lässt sich zwar anhand zurückliegender Entwicklungen feststellen, dass das Marktwachstum beider Märkte *zumeist additiv* war. Jedoch haben leistungsrechtliche Eingriffe des Gesetzgebers mehrfach zu einer Verschiebung von Leistungen zwischen dem Ersten und Zweiten Mundgesundheitsmarkt geführt, wodurch eine gegenläufige Umsatzentwicklung auf den beiden Märkten ausgelöst wurde und somit in diesen speziellen Fällen ein *substitutives* Verhältnis zu unterstellen wäre.

5.2 Abgrenzung in der Mundgesundheitswirtschaft

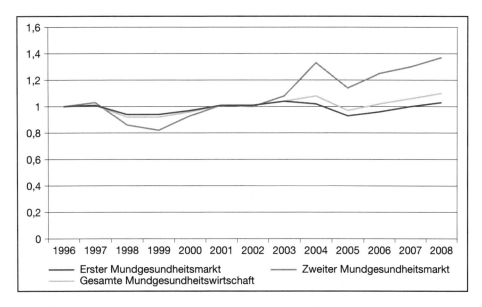

Abbildung 5.8: Indexierte Umsatzentwicklung der Mundgesundheitswirtschaft nach klassischer Abgrenzung – normiert auf das Jahr 1996
Quelle: Eigene Darstellung

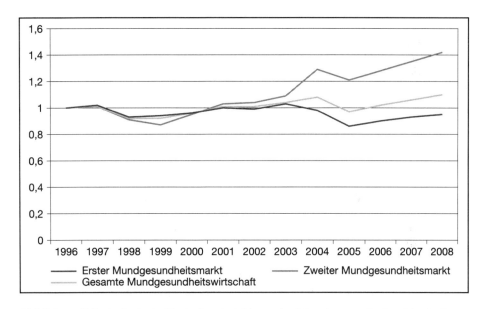

Abbildung 5.9: Indexierte Umsatzentwicklung der Mundgesundheitswirtschaft nach alternativer Abgrenzung – normiert auf das Jahr 1996
Quelle: Eigene Darstellung

Nachfolgend werden anhand eines Prognosemodells erstmals für Deutschland die Wachstums- und Beschäftigungseffekte der Mundgesundheitswirtschaft bis zum Jahr 2030 geschätzt. Dabei werden der Umsatz bzw. die Gesundheitsausgaben, die Bruttowertschöpfung sowie die Erwerbstätigenzahl prognostiziert. Dazu wird im nachfolgenden Kapitel 6 zunächst das Prognosemodell vorgestellt, bevor in Kapitel 7 die Ergebnisse analysiert werden. Um die Vergleichbarkeit mit anderen wissenschaftlichen Analysen zur Gesundheitswirtschaft zu gewährleisten, stellt das Prognosemodell auf die erstgenannte klassische Abgrenzung (vgl. Abschnitt 5.2.1) ab.

6 Prognosemodell

Die Prognose der Wachstums- und Beschäftigungseffekte der deutschen Mundgesundheitswirtschaft für den Zeitraum bis 2030 erfolgt auf der Basis eines mathematisch-statistischen Prognosemodells. Aufgrund der Verfügbarkeit langer Datenreihen setzt die Prognose an den Gesundheitsausgaben an. Die Bruttowertschöpfung lässt sich über die Vorleistungsquoten der einzelnen Schichten anhand der Umsätze ermitteln. Die Entwicklung der zukünftigen Erwerbstätigenzahlen wird über wirtschaftszweig- bzw. produktionsbereichsspezifische Arbeitsproduktivitäten ermittelt. Die Vorleistungsquoten und die Arbeitsproduktivitäten werden teils aus dem von *Ostwald* und *Ranscht* entwickelten Wertschöpfungsansatz, teils aus dem Gesundheitssatellitenkonto[81] ermittelt und auf die Mundgesundheitswirtschaft übertragen.[82]

Im nachfolgenden Kapitel werden zunächst der konzeptionelle Rahmen dieses Modells sowie die dabei verwendeten, zentralen Einflussparameter der Wachstumseffekte der Mundgesundheitswirtschaft beschrieben (Abschnitt 6.2). Im Anschluss daran werden aus den zentralen Einflussparametern die erklärenden Variablen des Prognosemodells abgeleitet und diesbezüglich relevante Datenquellen und Studien herangezogen (Abschnitt 6.3). Die zu erklärenden Variablen und deren Datenbasis werden in Abschnitt 6.4 diskutiert.

6.1 Konzeptioneller Rahmen des Prognosemodells

Im Folgenden wird der konzeptionelle Rahmen des Prognosemodells im Hinblick auf die zentralen Einflussparameter des Wachstums der Mundgesundheitswirtschaft entlang einer *kausalen Kette* beschrieben (vgl. Abbildung 6.1). Dazu werden nachfolgend die wesentlichen Wirkungsweisen der Einflussparameter skizziert.

---

[81] Vgl. hierzu auch Abschnitt 5.1. Das *Gesundheitssatellitenkonto* ist ein Konto innerhalb der Volkswirtschaftlichen Gesamtrechnung (VGR), mit dem die volkswirtschaftliche Verflechtung des Gesundheitssektors anhand wirtschaftspolitischer Kategorien wie Wertschöpfung, Produktivität, Kapitalbildung oder Beschäftigtenzahlen ermittelt wird; vgl. Henke/Neumann/Schneider, 2010.

[82] Vgl. Ostwald, 2009; Ranscht, 2009, Henke/Neumann/Schneider, 2010.

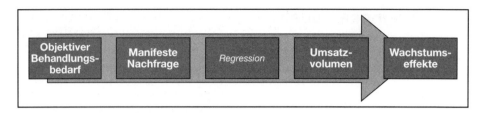

Abbildung 6.1: Kausale Kette des Wachstums der Mundgesundheitswirtschaft
Quelle: Eigene Darstellung

Ein zentraler Einflussparameter auf die Wachstumseffekte der Mundgesundheitswirtschaft ist die *Morbidität*. Die Erkrankungshäufigkeit determiniert den objektiven Behandlungsbedarf in einer Periode und ist somit Ursache jeglicher zahnärztlicher bzw. zahntechnischer Leistung. Um den objektiven Behandlungsbedarf über mehrere Perioden hinweg zu erfassen, sind Informationen zur demographischen Entwicklung erforderlich. Grund dafür ist die in der Mundgesundheitswirtschaft signifikant unterschiedliche Morbidität verschiedener Altersgruppen (vgl. hierzu auch Abbildung 3.2).[83] Eine Veränderung der demographischen Struktur beeinflusst somit unmittelbar die Morbiditätsentwicklung und damit auch den latenten Behandlungsbedarf sowie die manifeste Nachfrage. Die *Demographie*, die bereits in Abschnitt 3.2 ausführlich beschrieben wurde, ist somit der zweite zentrale Einflussparameter.

Der latente Behandlungsbedarf definiert die obere Grenze der manifesten Nachfrage nach Gesundheitsleistungen.[84] Um den tatsächlichen Umfang der manifesten Nachfrage zu bestimmen, ist es notwendig, weitere Einflussparameter zu betrachten. Das *Inanspruchnahmeverhalten* beschreibt die durchschnittliche Neigung eines Individuums, im Erkrankungsfall Gesundheitsleistungen nachzufragen. Dieser Parameter spiegelt in gewisser Weise das Gesundheitsbewusstsein einer Gesellschaft wider. Beispielsweise schlägt sich der Trend von beschwerdeorientierten zu kontrollorientierten Zahnarztbesuchen[85] unmittelbar im Inanspruchnahmeverhalten der Bevölkerung nieder. Eng mit dem Inanspruchnahmeverhalten verknüpft ist der Einflussparameter *Einkommen pro Kopf* und dessen Verteilung.[86] Auf dem Ersten Gesundheitsmarkt beeinflusst das Einkommen die Finanzierung der lohneinkommensbasierten Gesetzlichen Krankenversicherung und damit das Volumen der angebotenen Versicherungsleistungen wesentlich.

Im angewandten multivariaten Regressionsmodell wird davon ausgegangen, dass der Konsum von Gesundheitsleistungen in hohem Maße da-

---
[83] Vgl. Micheelis/Schiffner, 2006.
[84] Die manifeste Nachfrage ist der Teil des objektiven Behandlungsbedarfs, der zu einer Inanspruchnahme des Versorgungssystems führt.
[85] Vgl. Micheelis/Schiffner, 2006.
[86] Im Folgenden auch kurz als *Einkommen* bezeichnet.

6.1 Konzeptioneller Rahmen des Prognosemodells

durch beeinflusst wird, ob die jeweilige Leistung durch eine Versicherung abgedeckt ist.[87] Dieser Annahme folgend ist davon auszugehen, dass das Volumen der angebotenen Versicherungsleistungen die manifeste Nachfrage nach Gesundheitsgütern fundamental beeinflusst. Mit Blick auf den Zweiten Gesundheitsmarkt zeigt sich die Relevanz des Einkommens noch deutlicher, denn die auf diesem Markt angebotenen Gesundheitsleistungen werden per definitionem privat finanziert. Vor dem Hintergrund der großen Bedeutung des Einkommens werden im Rahmen der hier anzustellenden Analyse Szenarien für die unterschiedliche Entwicklung des Einkommens simuliert und Schlussfolgerungen hinsichtlich der Wachstums- und Beschäftigungseffekte in der Mundgesundheitswirtschaft gezogen.

Der *medizinisch-technische Fortschritt* ist ein weiterer Einflussparameter der manifesten Nachfrage nach Gesundheitsleistungen. Wie bereits dargestellt, ermöglichen Produktinnovationen eine Ausweitung des Angebots an Gesundheitsleistungen, sodass die Nachfrage im Zuge dessen zumindest potenziell wachsen kann. In Prognosen wird der medizinisch-technische Fortschritt zumeist durch einen prozentualen Aufschlag auf das Umsatzvolumen erfasst.[88] Im Rahmen des hier aufzulegenden Prognosemodells wird dem medizinisch-technischen Fortschritt durch eine *kontinuierliche Erhöhung der Arbeitsproduktivität* bis zum Jahr 2030 Rechnung getragen. Entsprechend der Vergangenheitsentwicklung wird im Rahmen des Berechnungsmodells eine – medizinisch-technisch bedingte – *jährliche Steigerung der Arbeitsproduktivität von 1 Prozent* zugrunde gelegt.

Zusammenfassend bleibt festzuhalten, dass die Einflussparameter Morbidität, Demographie, Inanspruchnahmeverhalten, Einkommen und medizinisch-technischer Fortschritt die manifeste Nachfrage nach Gesundheitsleistungen der Mundgesundheitswirtschaft maßgeblich beschreiben.

Nachfolgend wird angenommen, dass die manifeste Nachfrage nach Gesundheitsleistungen der Mundgesundheitswirtschaft für den gesamten Prognosezeitraum einem mindestens gleich großen Angebot zahnärztlicher bzw. zahntechnischer Leistungen gegenüber steht, die Nachfrage somit nicht durch das Angebot limitiert wird.[89]

Den Sprung von der zweiten zur dritten Stufe der oben abgebildeten kausalen Kette (vgl. Abbildung 6.1) erfolgt mit Hilfe des Prognosemodells. Wie in den nächsten Abschnitten dieses Kapitels dargelegt, ermöglicht der Zugriff auf eine historische Datenbasis, die manifeste Nachfrage der Mundge-

---

[87] Vgl. Breyer/Zweifel/Kifmann, 2005.
[88] Vgl. Pimpertz, 2010.
[89] Für den zahnärztlichen Bereich wird diese Annahme durch eine Prognose der angebotenen zahnärztlichen Arbeitszeit bis 2030 gestützt. Die verschiedenen Szenarien der IDZ-Prognose variieren zwischen Approbationszahlen von 1.700 bis 2.100 und prognostizieren eine mögliche Ab- oder Zunahme der behandelnden Zahnärzte um jeweils 7 Prozent. In einem mittleren Szenario wird bei einer Approbationszahl von 1.800 eine Abnahme der behandelnden Zahnärzte bis 2030 um 3,6 Prozent erwartet; vgl. Brecht/Meyer/Micheelis, 2009.

sundheitswirtschaft für den Zeitraum von 1996 bis 2030 zu bestimmen. Im Rahmen des Modells wird insbesondere auf Abrechnungsdaten der KZBV, die Datenbestände der GOZ-Analyse, internes Zahlenmaterial des IDZ, Daten des Statistischen Bundesamtes und weitere Statistiken zur Entwicklung der Mundgesundheitsprodukte[90] Bezug genommen.

Mit Hilfe der vorgenannten Datenquellen wird das Umsatzvolumen der Mundgesundheitswirtschaft getrennt nach Leistungsbereichen retrospektiv für den Zeitraum von 1996 bis 2008 berechnet. Die Beziehung zwischen manifester Nachfrage und Umsatzvolumen in diesem Zeitraum errechnet sich anhand einer multivariaten Regression. Der geschätzte mathematische Zusammenhang wird schließlich genutzt, um basierend auf der Datenreihe zur Entwicklung der manifesten Nachfrage von 2009 bis 2030 das Umsatzvolumen der Mundgesundheitswirtschaft zu prognostizieren. Aus dem prognostizierten Umsatzvolumen wird schließlich unter Verwendung von bereichsspezifischen Vorleistungsquoten das Wachstum der Wertschöpfung der Mundgesundheitswirtschaft errechnet. Über spezifische Arbeitsproduktivitäten werden sodann die mit der Wertschöpfung einhergehenden Beschäftigungseffekte geschätzt.

Zwischen dem zahnärztlichen und dem zahntechnischen Sektor der Mundgesundheitswirtschaft besteht ein bedeutender Unterschied. Während die Gesamtheit des *zahnärztlichen* Leistungsangebots direkt vom Patienten nachgefragt wird, dienen zahn*technische* Leistungen lediglich der Unterstützung des zahnärztlichen Wirkens in einzelnen Leistungsbereichen, wie beispielsweise in der Prothetik, der Implantologie oder der Kieferorthopädie. Die Nachfrage nach zahn*technischen* Leistungen wird somit vom zahn*ärztlichen* Leistungsvolumen in diesen Leistungsbereichen determiniert. Dementsprechend liegt der Schwerpunkt des Modells auf der Prognose der Wachstumseffekte im zahn*ärztlichen* Sektor. Aus den gewonnenen Resultaten werden schließlich Aussagen zur Entwicklung im zahn*technischen* Bereich abgeleitet.

6.2 Erklärende Variablen

In diesem Abschnitt werden zunächst aus den zentralen Einflussparametern des Wachstums der Mundgesundheitswirtschaft die erklärenden Variablen des Prognosemodells abgeleitet und diesbezüglich relevante Datenquellen und Studien beschrieben. Bei der Bestimmung der erklärenden Variablen gilt die Vorgabe, die manifeste Nachfrage nach Gesundheitsleistungen prospektiv für den Zeitraum bis 2030 möglichst exakt abzuschätzen. Im Sinne einer aussagekräftigen multivariaten Regressionsrechnung werden zur Schätzung der Regressionsparameter historische Datenreihen verwendet, die sich über einen Zeithorizont von bis zu 13 Jahren erstre-

---

[90] Vgl. IKW, 2011; ZVEI, 2011.

cken (Zeitraum: 1996 bis 2008). Etwaige damit verbundene Probleme wie Datenbrüche und die Vorgehensweise zu deren Behebung werden in den jeweiligen Abschnitten beschrieben.

6.2.1 Morbidität

Die für die deutsche Mundgesundheitswirtschaft relevanten Morbiditäten werden vom Institut der Deutschen Zahnärzte (IDZ) – im Auftrag der Bundeszahnärztekammer (BZÄK) und der Kassenzahnärztlichen Bundesvereinigung (KZBV) – seit dem Jahr 1989 in unregelmäßigen Abständen erhoben und analysiert. Die Ergebnisse wurden jeweils unter dem Titel „Deutsche Mundgesundheitsstudie" (DMS) veröffentlicht.

Insgesamt wurden hierzu bislang vier bevölkerungsrepräsentative Querschnittsstudien mit einem sozialepidemiologischen Forschungsdesign für Deutschland vorgelegt, die 1989 für die alten Bundesländer, 1992 für die neuen Bundesländer nach der Wiedervereinigung Deutschlands, 1997 für Gesamtdeutschland und 2005 ebenfalls für Gesamtdeutschland durchgeführt worden waren. Alle vier Surveys geben u. a. über die Kernprävalenzen von Zahnkaries, Parodontalerkrankungen und Zahnverlusten einschließlich der zahnärztlichen Versorgungsgrade zu den vorgegebenen Zeitpunkten Auskunft. Auch wenn der damit abgedeckte Zeitraum von 16 Jahren für eine Trendbetrachtung der einschlägigen oralen Morbiditäten (und deren Versorgungsgrad) vergleichsweise kurz erscheint, lassen sich zumindest grobe Entwicklungsdynamiken aus diesem epidemiologischen Datenmaterial herausfiltern, deren wohl größter Vorteil darin zu sehen ist, dass es sich hier um empirische Studien handelt, die auf breiten Bevölkerungsstichproben basieren.

6.2.2 Demographie

Der demographischen Entwicklung wird im Rahmen des Prognosemodells hohe Bedeutung zugemessen. Wie bereits in Abschnitt 3.2.2 erwähnt, variieren für die Mundgesundheitswirtschaft relevante Morbiditäten stark mit dem Alter. Die DMS-Studien tragen diesem Umstand Rechnung, indem Morbiditäten gesondert für drei bzw. vier verschiedene Alterskohorten erfasst werden. Werden die Mundgesundheitsstudien im Längsschnitt analysiert, so können Aussagen zur Morbiditätsentwicklung innerhalb der jeweiligen Alterskohorten abgeleitet werden. Unter Berücksichtigung der demographischen Entwicklung können diese Ergebnisse verwendet werden, um gesamtgesellschaftliche Morbiditätstrends zu erfassen bzw. zu prognostizieren.

Wesentliches Merkmal der demographischen Entwicklung ist der zunehmende Anteil der älteren und alten Bevölkerung. Diese Entwicklung beruht im Wesentlichen auf der zunehmenden Lebenserwartung und den sinkenden Geburtenzahlen. Die 11. Koordinierte Bevölkerungsvorausberechnung des Statistischen Bundesamtes aus dem Jahre 2006 zeigt eine Verschärfung dieses Trends an. Die demographische Entwicklung lässt erkennen, dass sich die Mundgesundheitswirtschaft u. a. auf eine im Laufe der kommenden Jahre bzw. Jahrzehnte stark wachsende Bedeutung der Alterszahnheilkunde einstellen muss. Diese Entwicklung betrifft dabei sowohl die allgemeine Versorgung der älteren und alten Menschen mit zahnmedizinischen Leistungen als auch die spezielle Versorgung der anwachsenden Gruppe der Pflegebedürftigen im ambulanten wie stationären Rahmen gleichermaßen. Die präventiven und therapeutischen Versorgungsbedarfe gerade der „Pflegebedürftigen" markieren einen sozialmedizinischen Problembereich, in dem zahnmedizinische und allgemeinmedizinische Interaktionen einen herausgehobenen Stellenwert inne haben, um weitere Erkrankungsrisiken und Erkrankungsverschlechterungen abzumildern und einen spürbaren Beitrag zur Verbesserung der gesundheitsbezogenen Lebensqualität dieser speziellen vulnerablen Bevölkerungsgruppe zu ermöglichen.[91]

6.2.3 Objektiver Behandlungsbedarf

Der IDZ-Forschungsbericht *„Prognose der Zahnärztezahl und des Bedarfs an zahnärztlichen Leistungen bis zum Jahr 2030"* (PROG30)[92] baut sowohl auf den epidemiologischen Kennzahlen der DMS I bis IV als auch auf Daten der 11. koordinierten Bevölkerungsvorausberechnung des Statistischen Bundesamtes auf. Die Erkenntnisse zur Morbiditätsentwicklung innerhalb ausgewählter Alterskohorten werden mit den Forschungserkenntnissen über den demographischen Wandel in PROG30 derart kombiniert, dass daraus ein gesamtgesellschaftlicher Morbiditätstrend für die Mundgesundheitswirtschaft bis 2030 abgeleitet werden kann. Mit PROG30 liegt eine fundierte Prognose zur Entwicklung des oben diskutierten objektiven Behandlungsbedarfs bis zum Jahr 2030 vor.[93]

Nachfolgend werden die für das Prognosemodell relevanten Ergebnisse aus PROG30 vorgestellt. Prognostiziert wird unter anderem die Veränderung der zur Deckung des objektiven Behandlungsbedarfs erforderliche zahnärztliche Behandlungszeit in Stunden bis zum Jahr 2030, und zwar gegliedert nach den folgenden Leistungsgruppen:

– Prophylaxe (PX)

– Prothetik (Proth)

---

[91] Vgl. Sachverständigenrat zur Begutachtung der Entwicklung im Gesundheitswesen, 2010.
[92] Brecht, Meyer, Micheelis, 2009.
[93] Vgl. Meyer/Micheelis/Brecht, 2010.

- Kieferorthopädie (KFO)
- Parodontologie (PAR)
- Konservierende Leistungen (KONS)
  → Füllungen (Flg)
  → Endodontie (Endo)
  → Beratung
  → Sonstige Leistungen (Sonst.)

Die Prognose erstreckt sich über den Zeitraum von 2009 bis 2030, historische Daten liegen für den Zeitraum von 1996 bis 2008 vor. Die acht Leistungsgruppen sind in der folgenden Datenreihe erfasst, welche die prozentuale Veränderung der erforderlichen zahnärztlichen Behandlungszeit bezogen auf das Basisjahr 1996 (Index = 0) wiedergibt (vgl. Tabelle 6.1). In der Leistungsgruppe Parodontologie (PAR) nimmt die zur Deckung des objektiven Behandlungsbedarfes erforderliche zahnärztliche Behandlungszeit bis 2030 deutlich zu, während in allen anderen Leistungsbereichen mit einer Abnahme der benötigten zahnärztlichen Behandlungszeit gerechnet wird.

Zur differenzierten Abbildung des objektiven Behandlungsbedarfs im Prognosemodell werden die in Tabelle 6.1 dargestellten Datenreihen als erklärende Variablen verwendet. Sie basieren auf den zentralen Einflussparametern Morbidität und Demographie und stellen damit, der Argumentation aus Abschnitt 6.2.2 folgend, adäquate Größen zur Beschreibung des objektiven Behandlungsbedarfs der Mundgesundheitswirtschaft dar.

6.2.4 Einkommen

In diesem Abschnitt wird basierend auf dem Einflussparameter Einkommen eine weitere erklärende Variable hergeleitet. Das Einkommen besitzt in der Modellierung vor allem mit Blick auf den Zweiten Gesundheitsmarkt der Mundgesundheitswirtschaft Relevanz. Der Konsum von Gesundheitsleistungen, die dem Zweiten Gesundheitsmarkt zugeordnet sind, wird per definitionem privat finanziert. Das Einkommen fungiert als konsumlimitierender Parameter, der die manifeste Nachfrage nach Gesundheitsleistungen des Zweiten Gesundheitsmarkts entscheidend beeinflusst.

Da der Effekt des Einkommens auf die manifeste Nachfrage nicht nur statisch, sondern über einen Zeitraum von 2 Dekaden hinweg dynamisch beschrieben werden soll, kommt einer kontrovers diskutierten ökonomischen Größe entscheidende Bedeutung zu – der *Einkommenselastizität der Nachfrage nach Gesundheitsleistungen*.[94] Sie erfasst den Einfluss von Veränderungen des Wohlstandsniveaus auf das Nachfrageverhalten der Konsumenten. Während einige Ökonomen davon ausgehen, dass Gesundheit

---

[94] Vgl. hierzu auch Klingenberger/Micheelis, 2003.

Tabelle 6.1: Veränderungsraten der erforderlichen zahnärztlichen Behandlungszeit zur Deckung des objektiven Behandlungsbedarfs nach Leistungsgruppen

	PX	Proth	KFO	PAR	Flg	Endo	Beratung	Sonst.
1996	0	0	0	0	0	0	0	0
1997	0,0087	0,0120	0,0114	0,0085	–0,0409	–0,0409	0,0087	–0,0692
1998	0,0132	0,0219	0,0176	0,0149	–0,0869	–0,0869	0,0132	–0,1440
1999	0,0157	0,0336	0,0177	0,0226	–0,1355	–0,1355	0,0157	–0,2217
2000	0,0192	0,0466	0,0158	0,0311	–0,1836	–0,1836	0,0192	–0,2992
2001	0,0216	0,0587	0,0138	0,0400	–0,2330	–0,2330	0,0216	–0,3783
2002	0,0222	0,0708	0,0087	0,0493	–0,2844	–0,2844	0,0222	–0,4592
2003	0,0220	0,0712	–0,0004	0,0657	–0,3171	–0,3171	0,0220	–0,5104
2004	0,0235	0,0760	–0,0068	0,0839	–0,3490	–0,3490	0,0235	–0,5614
2005	0,0247	0,0820	–0,0160	0,1031	–0,3808	–0,3808	0,0247	–0,6120
2006	0,0262	0,0750	–0,0275	0,1213	–0,3845	–0,3845	0,0262	–0,6187
2007	0,0280	0,0584	–0,0391	0,1184	–0,3826	–0,3826	0,0280	–0,6168
2008	0,0280	0,0493	–0,0535	0,1437	–0,3858	–0,3858	0,0280	–0,6228
2009	0,0313	0,0413	–0,0673	0,1706	–0,3895	–0,3895	0,0313	–0,6294
2010	0,0323	0,0324	–0,0828	0,1993	–0,3972	–0,3972	0,0323	–0,6421
2011	0,0252	0,0325	–0,1084	0,2256	–0,4080	–0,4080	0,0252	–0,6550
2012	0,0239	0,0322	–0,1230	0,2530	–0,4152	–0,4152	0,0239	–0,6656
2013	0,0228	0,0321	–0,1362	0,2818	–0,4224	–0,4224	0,0228	–0,6763
2014	0,0216	0,0332	–0,1475	0,4822	–0,4301	–0,4301	0,0216	–0,6877
2015	0,0200	0,0338	–0,1590	0,6876	–0,4381	–0,4381	0,0200	–0,6993
2016	0,0184	0,0339	–0,1703	0,8992	–0,4461	–0,4461	0,0184	–0,7110
2017	0,0167	0,0323	–0,1821	1,1149	–0,4540	–0,4540	0,0167	–0,7224
2018	0,0147	0,0306	–0,1927	1,3332	–0,4620	–0,4620	0,0147	–0,7339
2019	0,0126	0,0291	–0,2013	1,5502	–0,4704	–0,4704	0,0126	–0,7458
2020	0,0103	0,0264	–0,2101	1,7646	–0,4785	–0,4785	0,0103	–0,7573
2021	0,0079	0,0228	–0,2175	1,9779	–0,4867	–0,4867	0,0079	–0,7687
2022	0,0055	0,0176	–0,2237	2,1857	–0,4945	–0,4945	0,0055	–0,7796
2023	0,0028	0,0120	–0,2295	2,3846	–0,5024	–0,5024	0,0028	–0,7904
2024	0,0001	0,0069	–0,2349	2,5828	–0,5103	–0,5103	0,0001	–0,8014
2025	–0,0027	0,0001	–0,2394	2,7815	–0,5180	–0,5180	–0,0027	–0,8118
2026	–0,0056	–0,0075	–0,2429	2,9844	–0,5256	–0,5256	–0,0056	–0,8221
2027	–0,0086	–0,0158	–0,2458	3,1909	–0,5330	–0,5330	–0,0086	–0,8321
2028	–0,0119	–0,0244	–0,2492	3,3997	–0,5406	–0,5406	–0,0119	–0,8421
2029	–0,0152	–0,0323	–0,2528	3,6097	–0,5482	–0,5482	–0,0152	–0,8522
2030	–0,0187	–0,0414	–0,2564	3,8292	–0,5557	–0,5557	–0,0187	–0,8620

Quelle: Eigene Darstellung

6.2 Erklärende Variablen

ein *Luxusgut* ist, d. h. die Nachfrage nach diesem Gut überproportional mit dem Einkommen ansteigt, sehen andere diesbezüglich einen unterproportionalen Zusammenhang und fassen Gesundheitsgüter demnach als *Grundbedarfsgut* auf.[95] Die unterschiedlichen Positionen lassen sich beispielhaft an den Ergebnissen aktueller Studien ablesen. *Fogel* und andere berichten eine Einkommenselastizität der Nachfrage zwischen 0,7[96] und 1,6[97]. *Schulenburg und Claes* zitieren aus der wissenschaftlichen Literatur eine Bandbreite, die von 0,12 bis 2,14 reicht.[98]

Rauscher und Kopetsch diskutieren die Schwächen *makroökonomischer Schätzungen* der Einkommenselastizität zur Abschätzung der Nachfrage nach Gesundheitsleistungen.[99] Ihre Argumentation ist vor allem mit Blick auf die Unterscheidung zwischen Erstem und Zweitem Gesundheitsmarkt in der Mundgesundheitswirtschaft bedeutsam. Studien, deren Schätzungen auf makroökonomischen Daten basieren, erfassen die gesamten Ausgaben für Gesundheitsleistungen in einer Volkswirtschaft und beziehen diese auf das jeweilige Bruttoinlandsprodukt bzw. dessen Entwicklung im Zeitablauf. Bei dieser Vorgehensweise bleibt unberücksichtigt, dass Gesundheitsleistungen, die durch eine Krankenversicherung abgedeckt sind, von Nachfragern in größerem Umfang, im Falle zuzahlungsfreier Leistungen u.U. auch bis zur Sättigungsmenge konsumiert werden. Folglich würde die Einkommenselastizität der Nachfrage tendenziell überschätzt. Aus diesem Grund verwenden *Rauscher und Kopetsch* in ihrer Arbeit *mikroökonomische Daten*. Sie kommen zu dem Ergebnis, dass die Einkommenselastizität der Nachfrage nach Gesundheitsleistungen bei geringen und mittleren Einkommen „größer als 1" (d. h. Gesundheit als Luxusgut) und nur bei hohen Einkommen „kleiner als 1" (d. h. Gesundheit als Grundbedarfsgut) ist.

Die Tatsache, dass die Einkommenselastizität der Nachfrage nach Gesundheitsleistungen u. a. vom Einkommensniveau abhängig ist, hat für das hier angewandte Modell eine große Bedeutung. Um den Effekt des Einkommens auf die manifeste Nachfrage nach Gesundheitsleistungen korrekt zu erfassen, muss neben Einkommensveränderungen auch die Entwicklung bei der *Verteilung des Einkommens* berücksichtigt werden. Ein Anstieg des durchschnittlichen Einkommens hat, abhängig von dessen Verteilung, einen über- oder unterproportionalen Einfluss auf das Nachfrageverhalten der Konsumenten. Stark vereinfacht führt sowohl ein Anstieg der Einkommen von Spitzenverdienern als auch ein Anstieg der Einkom-

---

[95] Üblicherweise ist die Einkommenselastizität der Nachfrage positiv, Gesundheitsgüter zählen demnach zu den sog. superioren Gütern. Bei Grundbedarfsgütern liegt die Einkommenselastizität der Nachfrage zwischen 0 und 1, bei Luxusgütern ist sie größer als 1.
[96] Vgl. Fogel, 2009. Bei einem Einkommenszuwachs von 10 Prozent steigt die Nachfrage unterproportional um 7 Prozent.
[97] Vgl. Acemoglu/Finkelstein/Notowidigdo, 2009. Bei einem Einkommenszuwachs von 10 Prozent steigt die Nachfrage überproportional um 16 Prozent.
[98] Vgl. Schulenburg/Claes, 2000.
[99] Vgl. Rauscher/Kopetsch, 2006.

men von Geringverdienern zu einer erhöhten Nachfrage nach Gesundheitsgütern. Allerdings wird die Nachfrage nach Gesundheitsleistungen im ersten Fall unterproportional, im zweiten Fall überproportional beeinflusst. Auch in einem rein theoretischen Konstrukt, bei dem das durchschnittliche Einkommen im Zeitablauf auf einem konstanten Niveau verharrt, beeinflusst die Veränderung der Einkommensverteilung das Nachfrageverhalten. Eine Umverteilung der Einkommen von oben nach unten bewirkt dabei ceteris paribus eine Steigerung der Nachfrage nach Gesundheitsleistungen, während eine Umverteilung der Einkommen von unten nach oben einen Rückgang der Nachfrage verursacht.

Obwohl der Einflussparameter Einkommen hauptsächlich mit Blick auf den Zweiten Gesundheitsmarkt in das Modell einbezogen wird, spielt er auch auf dem Ersten Gesundheitsmarkt eine Rolle. Die Beiträge in der Gesetzlichen Krankenversicherung werden (bis zur Beitragsbemessungsgrenze) proportional zum Einkommen der Mitglieder bemessen. Das bedeutet, dass ein Anstieg des beitragspflichtigen Einkommens die Einnahmen der Gesetzlichen Krankenversicherung direkt beeinflusst. Unter dem Regime einer einnahmenorientierten Ausgabenpolitik[100] haben Einnahmenveränderungen wiederum einen direkten Einfluss auf das Leistungsangebot der Krankenkassen. Wie bereits beschrieben, werden Gesundheitsleistungen, die durch eine Krankenversicherung gedeckt sind, in einem höheren Maß nachgefragt, als wenn diese privat finanziert werden müssten. Folglich hat eine Veränderung des Leistungsangebots der GKV einen unmittelbaren Einfluss auf das Nachfrageverhalten der Versicherten nach Gesundheitsleistungen.[101]

Wie bereits bei den Überlegungen zum Zweiten Gesundheitsmarkt geschildert, genügt es auch an dieser Stelle nicht, lediglich die Entwicklung des Einkommens zu betrachten. Aufgrund der Tatsache, dass die Versicherungsbeiträge in der GKV durch die Beitragsbemessungsgrenze auf einem fixen Niveau limitiert werden, wirkt sich eine Wohlstandsmehrung, die hauptsächlich Bezieher relativ hoher Einkommen betrifft, nur marginal auf die Einnahmen der Kassen aus. Folglich spielt auch bei den Überlegungen zum Einfluss des Einkommens auf den Ersten Gesundheitsmarkt dessen Verteilung eine wichtige Rolle.

Zusammenfassend ist festzustellen, dass zur Beschreibung des Einkommens sowohl die Entwicklung des Einkommens pro Kopf als auch die Entwicklung der Einkommensverteilung erfasst werden muss. Die Konstruktion dieser erklärenden Variablen basiert auf einer mathematischen Kombination zweier Datenreihen.

---

[100] Ziel der einnahmenorientierten Ausgabenpolitik ist es, die Ausgabenveränderungen der GKV an der Entwicklung des beitragspflichtigen Lohneinkommens zu orientieren, vgl. Oberender/Hebborn/Zerth, 2010.

[101] Bei diesen Überlegungen werden die 8,64 Mio. Versicherten der PKV (Stand 2008) nicht berücksichtigt, vgl. PKV, 2009.

6.2 Erklärende Variablen

Die erste Datenreihe bildet die Entwicklung des nominalen Bruttoinlandsproduktes[102] bezogen auf die jeweilige Bevölkerungsgröße für den Zeitraum von 1996 bis 2030 ab. Im Sinne einer konservativen Wachstumsprognose wird das durchschnittliche jährliche Wachstum des nominalen BIP pro Kopf für den Zeitraum von 1996 bis 2009 erfasst und bis 2030 fortgeschrieben. In einem nächsten Schritt ist es sinnvoll, die Datenreihe auf das Jahr 1996 (Index = 1) zu normieren. Die Ergebnisse sind nachfolgend in Tabelle 6.2 dargestellt.

Tabelle 6.2: Langfristige Entwicklung des nominalen Bruttoinlandsprodukts pro Kopf – normiert auf das Jahr 1996

1996	1,0000	**2003**	1,1446	**2010**	1,3096	**2017**	1,5001	**2024**	1,7183
1997	1,0191	**2004**	1,1698	**2011**	1,3352	**2018**	1,5295	**2025**	1,7520
1998	1,0459	**2005**	1,1869	**2012**	1,3614	**2019**	1,5594	**2026**	1,7863
1999	1,0699	**2006**	1,2322	**2013**	1,3881	**2020**	1,5900	**2027**	1,8213
2000	1,0954	**2007**	1,2885	**2014**	1,4152	**2021**	1,6212	**2028**	1,8570
2001	1,1203	**2008**	1,3266	**2015**	1,4430	**2022**	1,6529	**2029**	1,8934
2002	1,1342	**2009**	1,2844	**2016**	1,4713	**2023**	1,6853	**2030**	1,9305

Quelle: Eigene Darstellung

Die zweite Datenreihe erfasst die Entwicklung der Ungleichverteilung der Einkommen für den Zeitraum von 1996 bis 2030. Eine für diesen Zweck geeignete Maßzahl ist der Gini-Koeffizient bezogen auf die Haushaltsnettoeinkommen.[103] Der Gini-Koeffizient nimmt bei vollständiger Gleichverteilung der Einkommen den Wert „0", bei vollständiger Ungleichverteilung der Einkommen den Wert „1" an. Er ist ein hoch aggregiertes Verteilungsmaß und aufgrund seiner einfachen Konzeption weit verbreitet. Die Verfügbarkeit historischer Daten ist aus diesem Grund ausgezeichnet, sodass im Folgenden aus einer Zeitreihenbetrachtung die langfristige Entwicklung des Verteilungsmaßes abgeleitet werden kann.[104]

Betrachtet werden soll nicht der Gini-Koeffizient selbst, sondern eine abgeleitete Maßzahl, die als inverser Gini-Koeffizient (iGK) bezeichnet wird. Der iGK ist mit Blick auf die Zusammenführung der beiden, den Einflussparameter Einkommen abbildenden Datenreihen besser geeignet. Dazu wird

---

[102] In der vorliegenden Untersuchung werden durchgängig nominale Größen verwendet.
[103] Der Gini-Koeffizient kann alternativ auf die *Markteinkommen* bezogen werden. Unter dem Markteinkommen der Haushalte werden Einkommen aus selbstständiger und abhängiger Erwerbstätigkeit sowie aus Vermögen einschließlich privater Transfers verstanden. Zur Berechnung der *Haushaltsnettoeinkommen* werden dagegen vom Markteinkommen die geleistete Einkommensteuer und die Pflichtbeiträge zur Sozialversicherung (Arbeitnehmeranteil) abgezogen und die Renten aus der Gesetzlichen Rentenversicherung sowie staatliche Transfers hinzugerechnet, vgl. Sachverständigenrat zur Begutachtung der gesamtwirtschaftlichen Entwicklung, 2009, S. 309 ff.
[104] Vgl. Sachverständigenrat zur Begutachtung der gesamtwirtschaftlichen Entwicklung, 2009; Eurostat, 2010.

für jeden historischen Datenpunkt der Gini-Koeffizient vom Wert „1" subtrahiert. Steigt der Gini-Koeffizient im Zeitablauf – ein Indiz für zunehmende Ungleichverteilung der Einkommen – nimmt die abgeleitete Maßzahl iGK entsprechend ab. Um die Konsistenz der beiden Datenreihen sicherzustellen, wird der iGK für das Jahr 1996 auf „1" normiert. Die langfristige Entwicklung des normierten iGK wird für den Zeitraum von 1996 bis 2008 über eine lineare Regressionsrechnung erfasst und prognostisch bis 2030 fortgeschrieben (siehe Tabelle 6.3).

Tabelle 6.3: Langfristige Entwicklung des inversen Gini-Koeffizienten (iGK) – normiert auf das Jahr 1996

1996	1,0000	2003	0,9825	2010	0,9650	2017	0,9475	2024	0,9300
1997	0,9975	2004	0,9800	2011	0,9625	2018	0,9450	2025	0,9275
1998	0,9950	2005	0,9775	2012	0,9600	2019	0,9425	2026	0,9250
1999	0,9925	2006	0,9750	2013	0,9575	2020	0,9400	2027	0,9225
2000	0,9900	2007	0,9725	2014	0,9550	2021	0,9375	2028	0,9200
2001	0,9875	2008	0,9700	2015	0,9525	2022	0,9350	2029	0,9175
2002	0,9850	2009	0,9675	2016	0,9500	2023	0,9325	2030	0,9150

Quelle: Eigene Darstellung

Um den Einflussparameter Einkommen durch die beiden beschriebenen Datenreihen zu erfassen, wird eine erklärende Variable eingeführt, die hier als *verteilungsadjustiertes Bruttoinlandsprodukt je Einwohner* bezeichnet werden soll. Sie wird durch punktweise Multiplikation der Werte aus den Tabellen 6.2 und 6.3 berechnet und anschließend um den Wert „1" vermindert. In das Prognosemodell fließen letztendlich die prozentualen Veränderungen dieser Variablen bezogen auf das Basisjahr 1996 ein. Tabelle 6.4 bildet das Ergebnis dieser Vorgehensweise ab.

Tabelle 6.4: Veränderungsraten des verteilungsadjustierten Bruttoinlandsprodukts je Einwohner

1996	0,0000	2003	0,1246	2010	0,2637	2017	0,4213	2024	0,5981
1997	0,0165	2004	0,1464	2011	0,2851	2018	0,4454	2025	0,6250
1998	0,0406	2005	0,1602	2012	0,3069	2019	0,4698	2026	0,6524
1999	0,0619	2006	0,2014	2013	0,3291	2020	0,4946	2027	0,6802
2000	0,0845	2007	0,2531	2014	0,3516	2021	0,5198	2028	0,7085
2001	0,1063	2008	0,2868	2015	0,3744	2022	0,5455	2029	0,7372
2002	0,1172	2009	0,2426	2016	0,3977	2023	0,5716	2030	0,7664

Quelle: Eigene Darstellung

Innerhalb der erklärenden Variablen *verteilungsadjustiertes Bruttoinlandsprodukt je Einwohner* wird durch die beschriebene Kombination der beiden Datenreihen der langfristige Anstieg des Bruttoinlandsprodukts pro Kopf durch die im Trend leicht zunehmende Ungleichverteilung geringfügig relativiert.

Zusammenfassend kann festgestellt werden, dass die Wirkung des Einflussparameters Einkommen auf die manifeste Nachfrage nach Gesundheitsleistungen sowohl für den Ersten als auch für den Zweiten Gesundheitsmarkt der Mundgesundheitswirtschaft durch die in diesem Abschnitt beschriebene Vorgehensweise umfassend abgebildet wird.

6.2.5 Weitere Einflussparameter

Die Einflussparameter *Inanspruchnahmeverhalten* und *medizinisch-technischer Fortschritt* werden in dem Prognosemodell nicht in Form von erklärenden Variablen erfasst. Während der *objektive Behandlungsbedarf* und das *Einkommen* sehr unterschiedlich auf die einzelnen Leistungsgruppen der Mundgesundheitswirtschaft wirken, stellen *Inanspruchnahmeverhalten* und *medizinisch-technischer Fortschritt* Faktoren dar, die – abgeleitet aus den historischen Daten – einen relativ gleichmäßigen Einfluss auf die gesamte Mundgesundheitswirtschaft ausüben.

6.3 Zu erklärende Variablen

Ziel des Prognosemodells ist es, das Umsatzvolumen der Mundgesundheitswirtschaft für den Zeitraum von 2009 bis 2030 mithilfe einer multivariaten Regressionsrechnung zu prognostizieren. In diesem Abschnitt wird die Vorgehensweise zur mathematischen Beschreibung des Umsatzvolumens durch erklärende Variablen vorgestellt. Das Prognosemodell ist dreistufig konzipiert. Zunächst wird die Entwicklung im zahnärztlichen Bereich prognostiziert (vgl. Abschnitt 6.3.1), bevor die Entwicklung für den zahntechnischen Bereich beschrieben wird (vgl. Abschnitt 6.3.2). Daran anschließend wird kurz erläutert, wie im Rahmen des Prognosemodells die Mundgesundheitsprodukte im Einzelhandel berücksichtigt werden (vgl. Abschnitt 6.3.3).

6.3.1 Zahnärztlicher Leistungsbereich

Für den zahnärztlichen Leistungsbereich der Mundgesundheitswirtschaft liegen umfangreiche Datenbestände zum Abrechnungsgeschehen von 1996 bis 2008 vor. Vor diesem Hintergrund eröffnet sich die Möglichkeit, den in diesem Zeitraum generierten Umsatz nicht nur als Aggregat zu betrachten, sondern bezogen auf die unterschiedlichen Leistungsbereiche der Mundgesundheitswirtschaft zu disaggregieren.[105]

Zur Erklärung dieses Vorgehens ist es zunächst notwendig, einige Details der Abrechnungsmechanismen im zahnärztlichen Bereich zu erläutern. Zahnärztliche Leistungen werden in der Mundgesundheitswirtschaft basierend auf Leistungsverzeichnissen mit den Krankenkassen bzw. den Patienten abgerechnet. Nachfolgend werden die für die Mundgesundheitswirtschaft relevanten Leistungsverzeichnisse und ihre jeweiligen Besonderheiten vorgestellt und das Vorgehen bezüglich der zu erklärenden Variablen im zahnärztlichen Leistungsbereich der Mundgesundheitswirtschaft erläutert.

Einheitlicher Bewertungsmaßstab für zahnärztliche Leistungen (BEMA)

Das Leistungsverzeichnis des BEMA ist die Basis für die Abrechnung von zahnärztlichen Leistungen mit den Gesetzlichen Krankenkassen. Der BEMA umfasst die Behandlungen, deren Kosten die Krankenkassen im Rahmen ihrer Leistungspflicht ganz oder teilweise übernehmen. Insofern ist der BEMA auch die Grundlage für das zahnärztliche Honorar. Für jede im BEMA erfasste Leistungsposition existiert eine distinkte Punktzahl. Durch Multiplikation dieser Punktzahl mit einem jährlich neu festgelegten Punktwert werden der Preis der Behandlung und damit das Honorar des Zahnarztes bestimmt.[106] In der sog. Einzelleistungsstatistik der Kassenzahnärztlichen Bundesvereinigung (KZBV) wird jährlich die Anzahl der über die Kassenzahnärztlichen Vereinigungen (KZVen) mit der GKV abgerechneten Leistungspositionen aus dem BEMA erfasst. Diese Einzelleistungsstatistiken wurden für den Zeitraum von 1996 bis 2008 in das Prognosemodell zur Bestimmung der zu erklärenden Variablen einbezogen.

Der BEMA ist in fünf Teilbereiche untergliedert:

- Konservierende und chirurgische Leistungen/Röntgenleistungen,
- Kieferbruch, Kiefergelenkserkrankungen,
- Kieferorthopädische Behandlung,
- Systematische Behandlung von Parodontopathien,
- Zahnersatz und Zahnkronen.[107]

Im Rahmen des Prognosemodells werden aus dieser Gliederung vier Leistungsbereiche abgeleitet:

- Allgemeine, konservierende und chirurgische Behandlung (PW I)[108],

---
[105] Vgl. hierzu Abschnitt 7.1.1.
[106] Vgl. KZBV, 2005.
[107] Vgl. KZBV, 2005.
[108] PW = Punktwertkategorie.

- Prothetik (PW II),
- Kieferorthopädie (PW II),
- Parodontalbehandlung (ohne Kieferbruch[109]) (PW I).

Für diese Leistungsbereiche wird basierend auf den Einzelleistungsstatistiken der KZBV das jährlich generierte Umsatzvolumen für den Zeitraum von 1996 bis 2008 getrennt nach alten und neuen Bundesländern berechnet.[110] Die daraus resultierenden Datenreihen finden in dem Prognosemodell als zu erklärende Variablen Verwendung.

Die aus den Einzelleistungsstatistiken ableitbaren Datenreihen weisen an verschiedenen Stellen Brüche bzw. Inkonsistenzen auf, die von strukturellen Veränderungen im kassenzahnärztlichen Abrechnungsgeschehen herrühren. Keine der verwendeten erklärenden Variablen ist dazu geeignet, diese Brüche unmittelbar kausal zu erklären. Aus diesem Grund wurde das Prognosemodell dahingehend modifiziert, dass Inkonsistenzen in den Datenreihen lediglich in einer statistisch geglätteten Form erfasst werden. Der aus der Glättung resultierende Trend kann durch erklärende Variablen beschrieben werden. Nachfolgend werden die für das Prognosemodell relevanten Brüche in den Datenreihen und deren zentrale Charakteristika vorgestellt.

Festzuschusssystem 2005

Das prozentuale Bezuschussungssystem im Leistungsbereich Prothetik wurde zum 1. Januar 2005 durch ein System befundbezogener Festzuschüsse abgelöst. Patienten haben seither Anspruch auf einen festen Zuschuss der Krankenkasse zu ihren Zahnersatzkosten. Die Festzuschüsse richten sich nach dem Befund. Jeder Patient bekommt bei gleichem Befund den gleichen Zuschuss. Die Höhe des Zuschusses bestimmt sich durch die vorgegebene Regelversorgung und kann durch präventionsorientiertes Verhalten, das in einem Bonusheft vom Zahnarzt dokumentiert wird, erhöht werden. Ziel dieser Neuregelung war es, die Wahlmöglichkeiten der Patienten zu erweitern und sie am medizinischen Fortschritt teilhaben zu lassen. Gleichzeitig sollte eine größere soziale Gerechtigkeit erreicht werden, indem derjenige, der sich eine höherwertige Versorgung leisten kann, keinen höheren Zuschuss für seinen Zahnersatz erhält. Bei der Systemumstellung bestand die Vorgabe, das vorherige Versorgungsniveau zu halten.[111]

---

[109] Aufgrund des geringen Umsatzvolumens im Leistungsbereich Kieferbruch wurden diesbezügliche Daten nur unregelmäßig erhoben, sodass deren Einbeziehung in das Prognosemodell nicht zu rechtfertigen ist.
[110] Diese Aufteilung ist vor dem Hintergrund unterschiedlicher Punktwerte notwendig.
[111] Vgl. Klingenberger/Micheelis, 2005.

Auf eine Übergangsregelung hatte der Gesetzgeber bei der Einführung des Festzuschusssystems verzichtet. Die Umsätze im Leistungsbereich Prothetik brachen daher im Jahr 2005 deutlich ein. Für den Zeitraum von 2006 bis 2008 war allerdings wieder ein positiver Trend in der Entwicklung des Umsatzvolumens zu beobachten. In dem Prognosemodell wird diesem statistischen Datenbruch insofern Rechnung getragen, als dass der bei der Parameterschätzung entstehende „Fehler" zwischen historischen Daten und Schätzwerten für den Zeitraum von 2005 bis 2008 geringer gewichtet wird.

BEMA-Neurelationierung 2004

Die Problematik inkonsistenter Datenreihen besteht ebenso im Falle der BEMA-Neurelationierung im Jahre 2004. Die Struktur des BEMA-Leistungskatalogs wurde zum 1. Januar 2004 an einigen Stellen wesentlich verändert. Während in manchen Teilbereichen Leistungen gestrichen wurden, sind an anderer Stelle Leistungspositionen ergänzt worden. Daneben wurden die den Leistungspositionen zugeordneten Punktzahlen unter der Prämisse von Punkt- und Zeitsummenneutralität umrelationiert.[112]

In der Konsequenz hat die Neurelationierung zu einer Verschiebung der Umsätze innerhalb einzelner Leistungsbereiche geführt. Wie im Fall der Einführung des Systems befundbezogener Festzuschüsse im Jahre 2005 sind auch hier Brüche in den Datenreihen der zu erklärenden Variablen entstanden, die nicht unmittelbar kausal von den erklärenden Variablen selbst erfasst werden können. Aus diesem Grund werden auch die Konsequenzen der BEMA-Neurelationierung 2004 lediglich in Form eines Trends erfasst.

Datenlücke in den Einzelleistungsstatistiken 1997/1998

Nach den Änderungen des 2. GKV-Neuordnungsgesetzes wurden die zahnärztlichen Leistungen in den Bereichen Prothetik (Einführung des therapieorientierten Festzuschusssystems zum 1. Januar 1998) und Kieferorthopädie (Direktabrechnung kieferorthopädischer Leistungen ab 1. Januar 1997) bis Ende des Jahres 1998 nicht mehr über die KZVen abgerechnet. Das GKV-Solidaritätsstärkungsgesetz sah ab dem 1. Januar 1999 wieder die Abrechnung über die KZVen vor.[113] Die dadurch entstandene Datenlücke in den Einzelleistungsstatistiken wird durch lineare Interpolation geschlossen.

---

[112] Vgl. Micheelis/Meyer, 2002.
[113] Vgl. GBE-Bund, 2010.

6.3 Zu erklärende Variablen

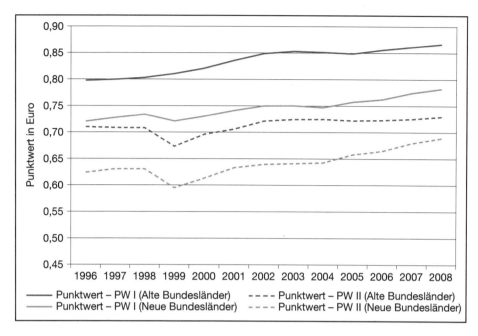

Abbildung 6.2: Punktwertentwicklung für den Zeitraum von 1996 bis 2008
Quelle: KZBV-Jahrbuch 2009

Entwicklung der BEMA-Punktwerte

Neben Inkonsistenzen in den Datenreihen der Einzelleistungsstatistiken existiert ein weiteres Problemfeld im Zusammenhang mit dem BEMA, nämlich die Entwicklung der Punktwerte. Das zahnärztliche Honorar einer Behandlung errechnet sich durch Multiplikation der den jeweiligen Leistungspositionen zugeordneten Punktzahlen mit einem Punktwert. Bei der Bestimmung des zahnärztlichen Umsatzvolumens gehen die Punktwerte folglich linear ein. Ein Blick auf die historischen Punktwerte zeigt einen deutlichen Abfall im Jahr 1998 sowie einen ebenso deutlichen Anstieg im Jahr 1999[114] (siehe Abbildung 6.2). Dieser schlägt sich aufgrund des linearen Zusammenhangs mit dem zahnärztlichen Honorar unmittelbar im Umsatzvolumen nieder.

Zum einen lässt sich aus dieser einmaligen Erhöhung der BEMA-Punktwerte wie schon bei der Einführung des Festzuschusssystems 2005 und der BEMA-Neurelationierung 2004 die Notwendigkeit einer statistischen Datenglättung ableiten. Zum anderen ist darauf hinzuweisen, dass bei der Prognose des Umsatzvolumens der einzelnen Leistungsbereiche für den Zeitraum von 2009 bis 2030 von einem gleichbleibenden Trend in der

---
[114] Zurückzuführen auf das zu diesem Zeitpunkt eingeführte Gesetz zur Stärkung der Solidarität in der gesetzlichen Krankenversicherung (GKV-SolG).

Punktwertentwicklung ausgegangen wurde. Eine diesbezüglich genauere Vorhersage erscheint vor dem Hintergrund des mannigfaltigen und wechselhaften politischen Einflusses auf die Gesundheitswirtschaft weder möglich noch sinnvoll. Das besondere politische Interesse an den Punktwerten rührt daher, dass deren Anpassung – bei konstant bleibendem zahnärztlichen Leistungsvolumen – die Ausgaben der Gesetzlichen Krankenkassen in diesem Bereich direkt und proportional beeinflusst.

Gebührenordnung für Zahnärzte (GOZ)

Die Gebührenordnung für Zahnärzte (GOZ) ist die Basis für die Abrechnung von zahnärztlichen Leistungen, die mit den Patienten privat vereinbart werden. Die Abrechnung der erbrachten Leistungen erfolgt direkt zwischen Patient und Zahnarzt. Dies betrifft sowohl die Rechnungsstellung für Privatpatienten als auch die Abrechnung von Leistungen, die gesetzlich Krankenversicherte außerhalb der Regelversorgung in Anspruch nehmen. Im Vergleich zum BEMA ist die GOZ das deutlich umfangreichere Leistungsverzeichnis zur Abrechnung zahnärztlicher Leistungen. Das zahnärztliche Honorar berechnet sich nach der GOZ durch Multiplikation der behandlungsindividuellen Punktzahl mit einem Punktwert und einem Multiplikator. Der bundeseinheitliche Punktwert liegt seit 1988 unverändert bei 5,62421 Eurocent (11 Pfennig). Der Multiplikator indiziert den individuellen Zeitaufwand und Schwierigkeitsgrad einer Behandlung, wobei für eine Behandlung ohne Komplikationen der Steigerungsfaktor 2,3 als Richtwert angesetzt wird. Bei schwierigen Behandlungen kann der Multiplikator einen Wert von bis zu 3,5 annehmen. Nur in begründeten Ausnahmefällen kann ein höherer Wert angesetzt werden.[115] Neben der GOZ stehen den Zahnärzten zur Abrechnung von Leistungen, die mit Patienten privat vereinbart werden, einzelne Positionen aus der Gebührenordnung für Ärzte (GOÄ) zur Verfügung. Die Berechnung des zahnärztlichen Honorars folgt im Wesentlichen der Methodik der GOZ. Allerdings beträgt der bundeseinheitliche Punktwert der GOÄ seit 1982 unverändert 5,82873 Eurocent (11,4 Pfennig).[116]

Dem strukturellen Aufbau des Leistungskatalogs entsprechend lassen sich aus der GOZ zehn Leistungsbereiche und aus der GOÄ ein weiterer separater Leistungsbereich ableiten. Die in den jeweiligen Leistungsbereichen generierten Umsatzvolumina werden in Form von elf zu erklärenden Variablen erfasst:

– Allgemeine zahnärztliche Leistungen,
– Prophylaktische Leistungen,
– Konservierende Leistungen,

---
[115] Vgl. KZBV, 2005; GOZ, 1987.
[116] Vgl. GOÄ, 1982.

- Chirurgische Leistungen,
- Leistungen bei Erkrankungen der Mundschleimhaut und des Parodontiums,
- Prothetische Leistungen,
- Kieferorthopädische Leistungen,
- Eingliederung von Aufbissbehelfen und Schienen,
- Funktionsanalytische und funktionstherapeutische Leistungen,
- Implantologische Leistungen,
- Leistungen der GOÄ.

Die GOZ-Analyse bildet das Äquivalent zu den Einzelleistungsstatistiken des BEMA. Bei der GOZ-Analyse handelt es sich um ein im Jahr 1997 ins Leben gerufenes langfristig angelegtes Projekt (fortlaufende Wiederholungserhebungen im Sinne eines „Panels") der Bundeszahnärztekammer (BZÄK) und der Kassenzahnärztlichen Bundesvereinigung (KZBV) unter Beteiligung des Instituts der Deutschen Zahnärzte (IDZ). Bei der GOZ-Analyse werden jährlich für eine bundesweit gestreute Stichprobe an Privatabrechnungen die wesentlichen Rechnungsdaten erfasst. Die für das Prognosemodell relevanten Daten sind nachfolgend aufgelistet:

- Anzahl abgerechneter GOZ- bzw. GOÄ-Positionen,
- Durchschnittlicher Multiplikator der GOZ- bzw. GOÄ-Positionen,
- Anteil der Material- und Laborkosten am Rechnungsbetrag.

Im Gegensatz zu den Einzelleistungsstatistiken besteht die Problematik von statistischen Datenbrüchen bei der GOZ-Analyse nicht. Ferner haben sich die Punktwerte seit 1982 (GOÄ) bzw. 1988 (GOZ) nicht verändert und die Entwicklung bei den Multiplikatoren weist sowohl für die GOZ als auch für die GOÄ eine gleichbleibende Entwicklung auf.[117] Für die Prognose der Umsatzvolumina der einzelnen Leistungsbereiche ergeben sich diesbezüglich folglich keine datentechnischen Schwierigkeiten.

Zu erklärende Variablen – Zusammenfassung und Übersicht

Die im zahnärztlichen Bereich jährlich generierten Umsatzvolumina der anhand der Leistungskataloge BEMA bzw. GOZ/GOÄ abgeleiteten Leistungsbereiche fungieren im Folgenden als zu erklärende Variablen. Diese sind in Tabelle 6.5 für den Zeitraum von 1996 bis 2008 abgebildet.[118] Im Rahmen der disaggregierten Betrachtung der Umsätze im zahnärztlichen

---

[117] Im Jahr 1998 betrug der Multiplikator der GOZ für persönliche Leistungen im Schnitt 2,46, der Multiplikator für med.-techn. Leistungen 1,82. Im Jahr 2008 betrug der Multiplikator für persönliche Leistungen 2,49, der Multiplikator für med.-techn. Leistungen 1,91.
[118] Die Umsätze der GOZ bzw. GOÄ ergeben sich aus einer Hochrechnung basierend auf der GOZ-Analyse. Die GOZ-Analyse liefert erst seit 1998 Ergebnisse zum privaten Abrechnungsgeschehen, sodass die historischen Datenreihen der betroffenen zu erklärenden Variablen entsprechend um 2 Jahre kürzer sind.

Tabelle 6.5: Umsatzvolumen nach zahnärztlichen Leistungsbereichen der Mundgesundheitswirtschaft für den Zeitraum von 1996 bis 2008 (in Mrd. Euro)

	1996	1997	1998	1999	2000	2001	2002	2003	2004	2005	2006	2007	2008
BEMA (alte Bundesländer)													
Allg., kons. und chirurg. Behandlung	4,54	4,71	4,88	4,82	4,90	5,10	5,19	5,16	5,37	5,37	5,48	5,58	5,69
Prothetik	2,24	2,34	1,99	1,56	1,84	1,95	1,87	2,00	1,92	1,24	1,28	1,30	1,35
Kieferorthopädie	0,69	0,75	0,77	0,75	0,79	0,82	0,81	0,79	0,63	0,54	0,55	0,58	0,61
Parodontalbehandlung (ohne Kieferbruch)	0,39	0,41	0,42	0,40	0,40	0,42	0,41	0,41	0,33	0,33	0,35	0,38	0,40
BEMA (neue Bundesländer)													
Allg., kons. und chirurg. Behandlung	1,05	1,04	1,06	0,99	0,96	0,92	0,94	1,07	1,11	1,10	1,10	1,12	1,14
Prothetik	0,43	0,47	0,38	0,28	0,33	0,34	0,33	0,39	0,42	0,26	0,27	0,28	0,29
Kieferorthopädie	0,14	0,15	0,14	0,13	0,13	0,13	0,12	0,13	0,10	0,08	0,08	0,08	0,08
Parodontalbehandlung (ohne Kieferbruch)	0,07	0,07	0,07	0,07	0,06	0,06	0,06	0,07	0,06	0,06	0,06	0,06	0,07
GOZ (Deutschland)													
Allgemeine zahnärztliche Leistungen					0,28	0,32	0,31	0,33	0,33	0,33	0,36	0,38	0,41	0,44	0,45
Prophylaktische Leistungen					0,04	0,04	0,04	0,05	0,05	0,05	0,06	0,07	0,08	0,08	0,09
Konservierende Leistungen					1,38	1,56	1,46	1,57	1,51	1,55	1,67	1,73	1,81	1,89	1,94
Chirurgische Leistungen					0,07	0,08	0,08	0,08	0,08	0,07	0,09	0,09	0,10	0,10	0,11
Leistungen bei Erkrankungen des Parodontiums					0,43	0,54	0,54	0,61	0,66	0,64	0,74	0,78	0,84	0,91	0,91
Prothetische Leistungen					0,42	0,48	0,44	0,48	0,47	0,49	0,54	0,51	0,52	0,54	0,56
Kieferorthopädische Leistungen					0,03	0,04	0,08	0,11	0,15	0,18	0,12	0,07	0,13	0,14	0,15
Einglied. von Aufbissbehelfen und Schienen					0,04	0,05	0,06	0,06	0,06	0,07	0,07	0,08	0,09	0,10
Funktionsanalytische und -therapeutische Leistungen					0,07	0,09	0,10	0,11	0,12	0,13	0,14	0,14	0,14	0,16	0,16
Implantologische Leistungen					0,02	0,02	0,03	0,04	0,05	0,07	0,08	0,10	0,11	0,11	0,14
GOÄ (Deutschland)													
Insgesamt					0,26	0,31	0,30	0,33	0,35	0,35	0,40	0,43	0,47	0,50	0,55
Gesamtumsätze													
Insgesamt					12,75	12,54	12,84	13,53	13,56	13,95	14,20	13,38	13,85	14,35	14,79

Quelle: Eigene Darstellung

Bereich lässt sich mit Hilfe eines multivariaten Regressionsmodells der Einfluss der manifesten Nachfrage nach Gesundheitsleistungen der Mundgesundheitswirtschaft auf die einzelnen Leistungsbereiche des zahnärztlichen Sektors sehr differenziert erfassen.

6.3.2 Zahntechnischer Leistungsbereich

Die Umsätze im zahntechnischen Leistungsbereich hängen lediglich mittelbar von der manifesten Nachfrage nach Gesundheitsleistungen im zahnärztlichen Leistungsbereich ab. Sie werden bei Behandlungen in den nachfolgend aufgelisteten zahnärztlichen Leistungsbereichen nachgefragt:

– Prothetik (BEMA, alte und neue Bundesländer),
– Kieferorthopädie (BEMA, alte und neue Bundesländer),
– Konservierende Leistungen, nur Kronenversorgung (GOZ, Deutschland),
– Prothetische Leistungen (GOZ, Deutschland),
– Kieferorthopädische Leistungen (GOZ, Deutschland),
– Eingliederung von Aufbissbehelfen und Schienen (GOZ, Deutschland),
– Implantologische Leistungen (GOZ, Deutschland).

Aus diesem Grund wird die Prognose des Umsatzvolumens im zahntechnischen Bereich für den Zeitraum von 2009 bis 2030 aus der entsprechenden Entwicklung in den aufgezählten zahnärztlichen Leistungsbereichen abgeleitet. Basierend auf einer multivariaten Regressionsrechnung wird der mathematische Zusammenhang zwischen dem zahntechnischen Umsatzvolumen und dem Umsatzvolumen der oben aufgelisteten zahnärztlichen Leistungsbereiche für den Zeitraum von 1996 bis 2008 erfasst.

Das jährlich generierte Umsatzvolumen im zahntechnischen Bereich der Mundgesundheitswirtschaft wird als Aggregat anhand einer einzelnen zu erklärenden Variable (siehe Tabelle 6.6) erfasst. Von einer Aufteilung der Umsätze auf verschiedene zahntechnische Leistungsbereiche wird hier abgesehen.

Tabelle 6.6: Umsatzvolumen im zahntechnischen Leistungsbereich der Mundgesundheitswirtschaft für den Zeitraum von 1996 bis 2008 (in Mrd. Euro)													
1996	1997	1998	1999	2000	2001	2002	2003	2004	2005	2006	2007	2008
5,81	5,99	4,77	4,88	5,38	5,70	5,59	5,87	6,25	5,08	5,49	5,71	5,99

Quelle: Eigene Darstellung

6.3.3 Mundgesundheitsprodukte im Einzelhandel

Eine Prognose für den Bereich der Mundgesundheitsprodukte ist aufgrund fehlender langer Datenreihen nur eingeschränkt möglich. In Abbildung 6.3 sind die Umsätze mit Körperpflegemitteln im Allgemeinen sowie von Zahn- und Mundpflegemitteln im Besonderen für die Jahre 2008 und 2009 dargestellt.[119] Es ist ersichtlich, dass die Zahn- und Mundpflegemittel mit einem Umsatz von rund 1,3 Mrd. Euro die viertgrößte Position unter den Körperpflegemitteln ausmacht.

Neben den Zahn- und Mundpflegemitteln werden auch die Umsätze mit Mundpflegegeräten in die Betrachtung der dritten Schicht der Mundgesundheitswirtschaft einbezogen. In der nachfolgenden Darstellung (vgl. Abbildung 6.4) sind die Umsätze in Mio. Euro im Zeitraum von 2007 bis 2009 aufgetragen.

Es zeigt sich, dass der Umsatz mit Mundpflegegeräten in den letzten Jahren kontinuierlich gestiegen ist. Diese Daten fließen ebenfalls in das Prognosemodell mit ein und werden mit konservativen Trendprognosen bis zum Jahr 2030 fortgeschrieben. Aufgrund der geringen Verfügbarkeit zurückliegender Daten ist die Prognose dieser Daten der dritten Schicht der Mundgesundheitswirtschaft mit einer gewissen Unsicherheit verbunden.

---

[119] Die Daten zu den Mundgesundheitsprodukten im Einzelhandel sind dem Statistikportal http://de.statista.com/ entnommen.

6.3 Zu erklärende Variablen

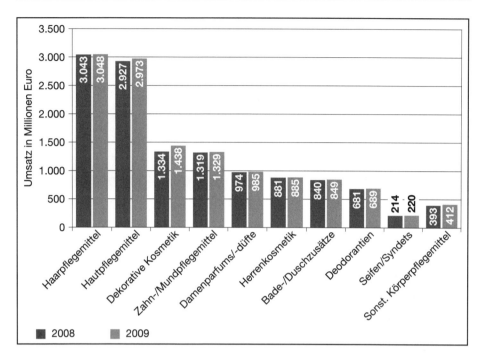

Abbildung 6.3: Umsatzvolumen von Körperpflegemitteln in Deutschland im Jahr 2008 und 2009 nach Produktgruppen (in Mio. Euro)
Quelle: IKW, 2011

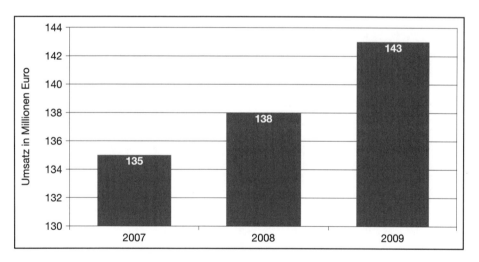

Abbildung 6.4: Umsatzvolumen von Mundpflegegeräten in Deutschland in den Jahren 2007 bis 2009 (in Mio. Euro)
Quelle: ZVEI, 2011

7 Analyse der Wachstums- und Beschäftigungseffekte der Mundgesundheitswirtschaft bis 2030

Basierend auf den Ergebnissen des im vorherigen Kapitel vorgestellten Prognosemodells werden in diesem Kapitel Aussagen zu den Wachstums- und Beschäftigungseffekten der deutschen Mundgesundheitswirtschaft abgeleitet. Zunächst wird in Abschnitt 7.1 die prognostizierte Entwicklung der Umsatzvolumina aller 3 Schichten der Mundgesundheitswirtschaft dargestellt, bevor im Anschluss die Entwicklung der Wertschöpfung sowie der Erwerbstätigenzahl abgeleitet werden (vgl. Abschnitte 7.1.4, 7.2 und 7.3).

7.1 Entwicklung der Umsätze bzw. der Gesundheitsausgaben

Die Entwicklung der Umsätze wird in nominalen Größen dargestellt, es handelt sich insofern um Werte, die nicht inflationsbereinigt sind. Um die Ergebnisse in geeigneter Form analysieren zu können, werden die Leistungsbereiche zunächst gruppiert. Daraus ergeben sich die folgenden Aufteilungen:

- **Zahnerhaltender Leistungsbereich (inkl. Chirurgie):** Dieser Bereich besteht aus den Teilgruppen KONS und PAR (vgl. Abschnitt 6.3.1). Dazu zählen die BEMA-Positionen „Allgemeine, konservierende und chirurgische Behandlung" sowie „Paradontalbehandlungen (ohne Kieferbruch)". Nach GOZ-Kategorien umfasst der zahnerhaltende Leistungsbereich „Allgemeine zahnärztliche Leistungen", „Konservierende Leistungen", „Chirurgische Leistungen", „Leistungen bei Erkrankungen der Mundschleimhaut und des Parodontiums" sowie „Prophylaktische Leistungen". Bei den „Konservierenden Leistungen" wird jedoch die Kronenversorgung nicht einbezogen, sondern dem *zahnersetzenden* Leistungsbereich zugeordnet. Obwohl die Chirurgie grundsätzlich nicht der *Zahnerhaltung* zugeordnet werden kann, wird sie aufgrund der Strukturierung des Leistungskatalogs dieser Teilgruppe zugewiesen.

- **Zahnersetzender Leistungsbereich:** Hierunter werden alle Inhalte der Prothetik subsummiert, die nach BEMA als „Prothetik" und nach GOZ als „Prothetische Leistungen" gelistet werden. Zusätzlich wird aus der GOZ-Position „Konservierende Leistungen" die Kronenversorgung zu diesem Leistungsbereich gezählt.

- **Sonstige Leistungsbereiche:** Hierzu zählen nach BEMA der Bereich „Kieferorthopädie" sowie nach GOZ die Positionen „Kieferorthopädische Leistungen", „Eingliederung von Aufbissbehelfen und Schienen", „Funktionsanalytische und funktionstherapeutische Leistungen" sowie die „Implantologischen Leistungen". Außerdem werden auch die GOÄ-Positionen dieser Gruppe zugeordnet.

Mit diesen Gruppierungen ist es möglich, alle Teilbereiche der Mundgesundheitswirtschaft abgegrenzt nach diesen Gebieten zu analysieren und zu interpretieren. Diese Analyse folgt in den Abschnitten 7.1.1 bis 7.1.3. Abschließend wird die Umsatzentwicklung der gesamten Mundgesundheitswirtschaft in Abschnitt 7.1.4 zusammengefasst.

7.1.1 Zahnärztlicher Leistungsbereich (1. Schicht)

Der zahnärztliche Bereich umfasst alle Zahnarztpraxen ohne Praxislabore und leistet den größten Beitrag zum Umsatzvolumen der Mundgesundheitswirtschaft. Im Jahr 2008 erzielte dieser Bereich ein Umsatzvolumen von 14,8 Mrd. Euro, was rund 67 Prozent des Gesamtumsatzes der gesamten Branche ausmacht. Die Leistungskataloge BEMA bzw. GOZ/GOÄ mit den entsprechenden Umsätzen liefern eine detaillierte Datenbasis zur Abschätzung der Umsätze bis 2030 mit Hilfe des Prognosemodells.

In Abbildung 7.1 ist die Entwicklung der Umsätze von 1998 bis 2030 aggregiert für den gesamten zahnärztlichen Leistungsbereich dargestellt. Ebenfalls abgebildet wird die Entwicklung der Umsätze im Zweiten Mundgesundheitsmarkt.

Für die Prognose der Umsatzentwicklung bis zum Jahr 2030 werden drei unterschiedliche Einkommensszenarien zugrunde gelegt. Die prognostizierten Umsätze basieren auf Datenreihen der Jahre 1998 bis 2008[120]. Dies zeigt sich grafisch in der höheren Volatilität der Umsatzverläufe für diesen Zeitraum. Für den Prognosezeitraum sind die Verläufe durch die Abschätzung der Umsätze mit Hilfe der Regressionsparameter statistisch stärker geglättet.

Im Basisszenario, das sich an der historischen Einkommensentwicklung im Zeitraum von 1998 bis 2008 orientiert und dementsprechend ein durchschnittliches jährliches Einkommenswachstum von 1,96 Prozent zugrunde legt, wird dieser Bereich im Jahr 2030 voraussichtlich 18,03 Mrd. Euro umsetzen. Dies entspricht einer Steigerung von 3,08 Mrd. Euro bzw. 21 Prozent gegenüber dem Jahr 2010. Die jährliche Wachstumsrate beträgt demnach 0,94 Prozent. Der Zweite Mundgesundheitsmarkt im zahnärztlichen Leis-

---

[120] Die Umsätze des zahnärztlichen Leistungsbereiches für das Jahr 2009 waren zum Zeitpunkt der statistischen Auswertungen (Ende August 2010 bis Anfang März 2011) noch nicht bekannt und konnten daher im Prognosemodell nicht berücksichtigt werden.

7.1 Entwicklung der Umsätze bzw. der Gesundheitsausgaben

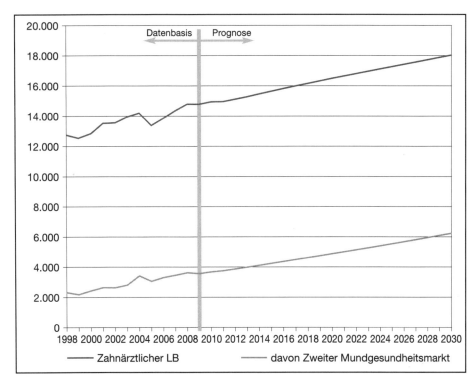

Abbildung 7.1: Aggregiertes Umsatzvolumen des zahnärztlichen Leistungsbereichs für den Zeitraum von 1998 bis 2030 (in Mio. Euro)
Quelle: Eigene Berechnungen

tungsbereich wächst demgegenüber deutlich dynamischer; hier liegt das Wachstum im gleichen Zeitraum bei 2,56 Mrd. Euro bzw. knapp 70 Prozent. Der Zweite Mundgesundheitsmarkt wächst folglich um 2,68 Prozent jährlich.

Bei der Interpretation dieser Wachstumsraten ist zu beachten, dass es sich jeweils um nominale, d. h. nicht preisbereinigte Größen handelt. Die prognostizierte jährliche Steigerung der Haushaltseinkommen beträgt im gleichen Zeitraum 1,96 Prozent (vgl. Abschnitt 6.2.4).

In Abbildung 7.2 wird die Entwicklung der Umsätze von 1998 bis 2030 gemäß der in Abschnitt 7.1 beschriebenen Leistungsgruppierung in disaggregierter Form aufgezeigt.

Während für die zahnerhaltenden sowie sonstigen Leistungsbereiche steigende Umsätze prognostiziert werden, lässt sich für den zahnersetzenden Leistungsbereich eine fallende Tendenz beobachten. Im Vergleich zu den beiden anderen Leistungsbereichen weist der *zahnerhaltende* Leistungsbereich die stärksten Umsatzzuwächse auf. Im Jahr 2010 erwirtschaftet der zahnerhaltende Leistungsbereich Umsätze in Höhe von 10 Mrd. Euro,

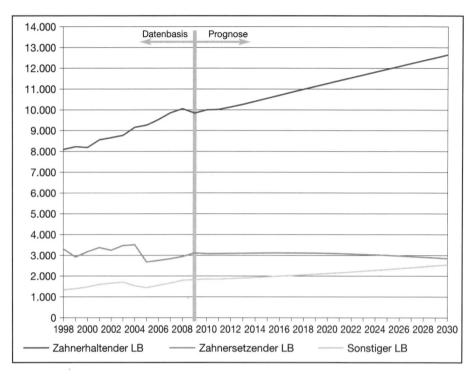

Abbildung 7.2: Disaggregiertes Umsatzvolumen der zahnärztlichen Leistungsbereiche für den Zeitraum von 1998 bis 2030 (in Mio. Euro)
Quelle: Eigene Berechnungen

bis 2030 wird der Umsatz voraussichtlich um etwa 26 Prozent auf 12,64 Mrd. Euro steigen. Dies entspricht einem jährlichen Wachstum von 1,18 Prozent. Innerhalb des Prognosezeitraums zeigt sich ab dem Jahr 2010 ein durchgängig steigender Verlauf. Die Entwicklung ist im Wesentlichen auf den starken Einfluss des verteilungsadjustierten Bruttoinlandsproduktes je Einwohner zurückzuführen. Die Umsätze innerhalb dieses Leistungsbereiches werden demzufolge im Wesentlichen von der Einnahmesituation der Gesetzlichen Krankenversicherung determiniert.

Durch die Steigerung der Gesamtumsätze im zahnerhaltenden Leistungsbereich werden entsprechend auch die Umsätze im Zweiten Mundgesundheitsmarkt zunehmen. Im Jahr 2010 beläuft sich der Umsatz auf 2,46 Mrd. Euro für den Zweiten Mundgesundheitsmarkt im zahnerhaltenden Leistungsbereich. Bis zum Jahr 2030 wird sich der Umsatz um 78 Prozent auf 4,37 Mrd. Euro erhöht haben. Dies entspricht einem jährlichen Wachstum in Höhe von 2,92 Prozent.

Für den *zahnersetzenden* Leistungsbereich ergeben sich nach Berechnungen des Prognosemodells hingegen rückläufige Umsätze. Während im Jahr 2010 noch 3,08 Mrd. Euro auf diesen Leistungsbereich entfallen sind, wird für das Jahr 2030 lediglich ein Umsatz von 2,85 Mrd. Euro und damit ein Rückgang um 8 Prozent prognostiziert. Dabei fallen die Wachstumsraten aller Perioden negativ aus. Dafür ist vor allem der starke Einfluss der erklärenden Variable *Prothetik* verantwortlich. Der Rückgang im objektiven Behandlungsbedarf setzt allerdings erst im Jahr 2006 ein und trägt somit nur zu einer Verschärfung des Trends bei. Eingeleitet wird die rückläufige Entwicklung bereits früher durch eine deutliche Abnahme der erklärenden Variable *Sonstige Leistungen*.

Die Datenbasis zur Berechnung des Umsatzes des zahnersetzenden Leistungsbereiches hatte durch das im Jahr 1999 in Kraft getretene Gesetz zur Stärkung der Solidarität in der gesetzlichen Krankenversicherung (GKV-SolG) sowie die Einführung des Festzuschusssystems ab dem Jahr 2005 einen teilweise sprunghaften Verlauf. Diese sprunghaften Veränderungen wurden im Zuge der multivariaten Regressionsrechnung statistisch geglättet und dann als Trend in dem Modell erfasst. Es zeigt sich, dass dieser Trend nur unter Berücksichtigung der erklärenden Variable *Sonstige Leistungen* adäquat beschrieben werden kann. Allerdings kann hier nicht von einem kausalen Zusammenhang ausgegangen werden, da die Variable dem Aggregat allgemeine, konservierende und chirurgische Leistungen zuzuordnen ist.

Trotz der generell abnehmenden Umsätze im zahnersetzenden Leistungsbereich zeigt sich im Zweiten Mundgesundheitsmarkt gleichwohl noch eine Zunahme der Umsätze. Gegenüber 2010 wird der privat finanzierte Teilmarkt im Jahr 2030 rund 230 Mio. Euro bzw. 30 Prozent mehr umsetzen. Dies entspricht einem jährlichen Wachstum in Höhe von 1,33 Prozent. Die geschätzte Zunahme des Anteils des Zweiten Mundgesundheitsmarktes wirkt sich also stärker als der generelle Umsatzrückgang aus. Dies ist maßgeblich auf die hohe Ausprägung der Regressionsparameter des Einkommens zurückzuführen. Da der Zweite Gesundheitsmarkt per definitionem privat finanziert wird, erscheint ein Anstieg der Umsätze dieses Teilmarktes im Zuge des steigenden Einkommens plausibel.

Als letzte der drei Gruppen des zahnärztlichen Leistungsbereichs ist der *Sonstige Leistungsbereich* in der Grafik eingetragen. Innerhalb des Betrachtungszeitraums wird sich der Umsatz von 1,86 Mrd. im Jahr 2010 auf 2,54 Mrd. Euro im Jahr 2030 erhöhen und damit um knapp 37 Prozent zunehmen. Dies entspricht einem jährlichen Wachstum in Höhe von 1,57 Prozent. Der zentrale Treiber dieser Entwicklung ist erneut das verteilungsadjustierte BIP je Einwohner.

Auch der Zweite Mundgesundheitsmarkt dieses Teilbereichs folgt dem Trend und erhöht sich von 457 Mio. Euro im Jahr 2010 auf 878 Mio. Euro im Jahr 2030. Dies entspricht einem Anstieg um 421 Mio. Euro bzw. 93 Prozent. Das jährliche Wachstum beträgt im Schnitt 3,32 Prozent. Damit fällt die Zunahme der Umsätze des Zweiten Mundgesundheitsmarktes deutlich stärker als die Gesamtentwicklung des Sonstigen Leistungsbereichs aus.

In Tabelle 7.1 sind weitere Szenarien für den zahnärztlichen Leistungsbereich mit unterschiedlichem Einkommenswachstum abgebildet. Neben dem Basisszenario, das ein Einkommenswachstum von 1,96 Prozent annimmt und bereits beschrieben wurde, beinhaltet die Tabelle weitere zwei Szenarien mit jährlichen Einkommenssteigerungen von einem bzw. 3 Prozent, mittels deren Ergebnissen ein Entwicklungskorridor skizziert werden kann (vgl. Abbildung 7.3).

Besonders stark zeigt sich hier der Einfluss des Einkommens und damit der erklärenden Variable verteilungsadjustiertes BIP je Einwohner. Dies soll am Beispiel *zahnerhaltender* Leistungsbereich erläutert werden: Im Zeitraum von 2010 bis 2030 wird im Basisszenario ein Anstieg der Umsätze um 1,18 Prozent pro Jahr prognostiziert. Legt man hingegen ein jährliches Einkommenswachstum von 3 Prozent zugrunde, fällt die Zunahme im gleichen Zeitraum mit 2,01 Prozent Umsatzwachstum pro Jahr deutlicher höher aus. Im Szenario mit einem jährlichen Einkommenswachstum von einem Prozent beträgt der jährliche Anstieg der Umsätze hingegen lediglich 0,45 Prozent. Die Entwicklung der Umsätze im zahnerhaltenden Bereich hängt demnach stark vom allgemeinen Einkommenswachstum ab.

Tabelle 7.1: Umsatzvolumen zahnärztlicher Leistungsbereich (in Mio. Euro)						
	Einkommenswachstum 1%		Einkommenswachstum 1,96% (Basisszenario)		Einkommenswachstum 3%	
	2010	2030	2010	2030	2010	2030
Zahnerhaltender Leistungsbereich	9.935,23	10.862,95	10.001,73	12.641,98	10.073,78	14.987,36
davon 2. MGM	2.444,06	3.758,58	2.460,43	4.374,13	2.478,15	5.185,63
Zahnersetzender Leistungsbereich	3.075,80	2.612,84	3.084,73	2.851,87	3.094,41	3.167,01
davon 2. MGM	759,65	904,04	758,84	986,75	761,23	1.095,78
Sonstiger Leistungsbereich	1.833,31	1.895,87	1.857,30	2.537,67	1.883,29	3.383,78
davon 2. MGM	451,00	655,97	456,90	878,03	463,29	1.170,78
Gesamt	14.844,34	15.371,66	14.943,77	18.031,53	15.051,48	21.538,14
davon 2. MGM	3.654,71	5.318,59	3.676,17	6.238,91	3.702,67	7.452,19

Quelle: Eigene Berechnungen

Für den privat finanzierten Zweiten Mundgesundheitsmarkt fällt diese Entwicklung allerdings erwartungsgemäß noch höher aus. Dieser Teilmarkt würde bei einem jährlichen Einkommenswachstum von 1 Prozent seine Umsätze um jährlich 2,17 Prozent steigern können. Geht man hingegen von 3 Prozent Einkommenswachstum aus, werden für den Zweiten Mundgesundheitsmarkt des zahnerhaltenden Leistungsbereiches sogar im Schnitt jährliche Umsatzsteigerungen von 3,76 Prozent erwartet.

7.1 Entwicklung der Umsätze bzw. der Gesundheitsausgaben

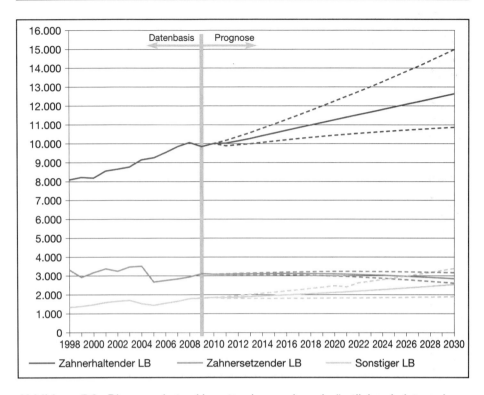

Abbildung 7.3: Disaggregiertes Umsatzvolumen der zahnärztlichen Leistungsbereiche für den Zeitraum von 2010 bis 2030 (in Mio. Euro)
Quelle: Eigene Berechnungen

Aggregiert man die Teilgruppen des zahnärztlichen Leistungsbereichs, so ergeben sich die Gesamtumsätze aller Zahnarztpraxen in Deutschland[121]; diese erzielten, ausgehend vom Basisszenario, im Jahr 2010 Umsätze in Höhe von 14,94 Mrd. Euro. Bis 2030 wird sich das Umsatzvolumen im Schnitt mit einer jährlichen Wachstumsrate von 0,94 Prozent auf 18,03 Mrd. Euro erhöhen. Legt man hingegen ein jährliches Einkommenswachstum von 3 Prozent zugrunde, könnte der zahnärztliche Leistungsbereich im gleichen Zeitraum einen Umsatzanstieg von 1,81 Prozent pro Jahr verzeichnen. Dies entspricht einer Steigerung des Umsatzes von 15,05 Mrd. Euro in 2010 auf 21,54 Mrd. Euro im Jahr 2030. Im Szenario mit einem jährlichen Einkommenswachstum von 1 Prozent wird hingegen lediglich eine jährliche Zunahme der Umsätze um 0,17 Prozent prognostiziert.

Abbildung 7.3 zeigt die disaggregierten Umsatzvolumina der bereits in Abbildung 7.2 dargestellten drei Teilbereiche. In dieser Grafik sind zudem die bereits skizzierten Umsatzkorridore der drei Einkommensszenarien abgebildet.

---

[121] Der auf die Eigen- und Fremdlabore entfallende Umsatzanteil bleibt hier unberücksichtigt. Zur Prognose der Umsatzentwicklung im zahntechnischen Leistungsbereich vgl. Abschnitt 7.1.2.

7.1.2 Zahntechnischer Leistungsbereich (2. Schicht)

Die Umsätze im zahntechnischen Bereich hängen lediglich mittelbar von der manifesten Nachfrage nach Gesundheitsleistungen der Mundgesundheitswirtschaft ab, da sie erst im Zuge einer zahnärztlichen Behandlung in bestimmten zahnärztlichen Leistungsbereichen nachgefragt werden. Aus diesem Grund wurde die Prognose des Umsatzvolumens im zahntechnischen Bereich für den Zeitraum von 2009 bis 2030 aus der entsprechenden Entwicklung im zahnärztlichen Bereich der Mundgesundheitswirtschaft abgeleitet. Die Darstellung des zahntechnischen Bereichs in zahnerhaltende, zahnersetzende und sonstige Leistungen analog zum zahnärztlichen Bereich ist wenig sinnvoll, da es sich bei dieser Schicht weitgehend um Vorleistungen des *zahnersetzenden* Leistungsbereichs handelt, während im *zahnerhaltenden* Leistungsbereich naturgemäß keine zahntechnischen Umsätze anfallen.

Basierend auf einer multivariaten Regressionsrechnung wurde der mathematische Zusammenhang zwischen dem zahntechnischen Umsatzvolumen und demjenigen der diesbezüglich relevanten zahnärztlichen Leistungsbereiche[122] für den Zeitraum von 1998 bis 2008 erfasst. Dabei wurde das aufsummierte jährliche Umsatzvolumen dieser zahnärztlichen Leistungsbereiche als erklärende Variable verwendet. Die Umsatzentwicklung im zahntechnischen Bereich der Mundgesundheitswirtschaft stellt dementsprechend die zu erklärende Variable dar.

Neben der zeitlichen Perspektive wird in der nachfolgenden Abbildung 7.4 zusätzlich die Unterteilung in den Ersten und Zweiten Mundgesundheitsmarkt dargestellt. Im Rahmen der Prognose wird ein durchschnittliches jährliches Einkommenswachstum von 1,96 Prozent unterstellt (Basisszenario). Die Abbildung verdeutlicht, dass die Umsätze im zahntechnischen Leistungsbereich in den letzten Jahren – mit Ausnahme der Jahre 1999 und 2005 – kontinuierlich gestiegen sind.

Der deutliche Umsatzrückgang im Jahr 2005 ist auf die Einführung des Festzuschusssystems bzw. der fehlenden Übergangsregelung zurückzuführen. Die Stagnation des Umsatzes im Jahr 1999 wurde durch das im selben Jahr in Kraft getretene Gesetz zur Stärkung der Solidarität in der gesetzlichen Krankenversicherung (GKV-SolG) bewirkt. Bemerkenswert ist der starke Umsatzanstieg im zahntechnischen Bereich von 1998 bis 2004. So stiegen die Umsätze von ca. 4,8 Mrd. Euro um 1,4 Mrd. Euro auf ca. 6,2 Mrd. Euro im Jahr 2004 an, bevor die Gesetzesvorgaben zu Umsatzrückgängen in Höhe von knapp 1 Mrd. Euro im Jahr 2005 geführt haben.

---

[122] Prothetik (BEMA, alte und neue Bundesländer), Kieferorthopädie (BEMA, alte und neue Bundesländer), Prothetische Leistungen (GOZ, Deutschland), Konservierende Leistungen, nur Kronenversorgung (GOZ, Deutschland), Kieferorthopädische Leistungen (GOZ, Deutschland), Eingliederung von Aufbissbehelfen und Schienen (GOZ, Deutschland), Implantologische Leistungen (GOZ, Deutschland).

7.1 Entwicklung der Umsätze bzw. der Gesundheitsausgaben

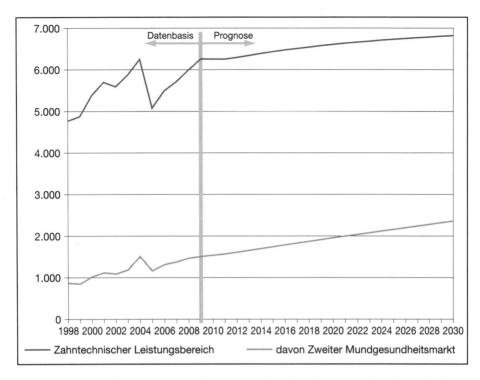

Abbildung 7.4: Umsatzvolumen des zahntechnischen Leistungsbereichs für den Zeitraum von 1998 bis 2030 (in Mio. Euro)
Quelle: Eigene Berechnungen

Im Anschluss ist wiederum ein kontinuierlicher Umsatzanstieg zu verzeichnen, jedoch wurde erst im Jahr 2010 wieder das Umsatzniveau des Zeitraumes vor 2005 erreicht. Im Jahr 2030 kann entsprechend des Prognosemodells davon ausgegangen werden, dass allein der zahntechnische Leistungsbereich einen Umsatz von 6,82 Mrd. Euro erwirtschaften wird.

Der Beitrag des Zweiten Mundgesundheitsmarktes im zahntechnischen Leistungsbereich steigt von 1998 bis 2010 von etwa 20 Prozent auf 24,6 Prozent an. So werden im Jahr 2010 etwa 1,54 Mrd. Euro im Zweiten Mundgesundheitsmarkt umgesetzt. Bis zum Jahr 2030 könnte der Umsatz auf 2,36 Mrd. Euro bzw. einen Anteil von 34,6 Prozent am Gesamtumsatz klettern.

Insgesamt bleibt somit festzuhalten, dass der Verlauf des Umsatzanteils des Zweiten Mundgesundheitsmarktes recht gleichförmig zum gesamten Umsatz im zahntechnischen Bereich verläuft. Es muss jedoch auch hervorgehoben werden, dass die Bedeutung des zweiten Gesundheitsmarktes kontinuierlich steigt und auch zukünftig weiter steigen wird. Dieser Bedeutungszuwachs ist maßgeblich von der Annahme des durchschnittlichen

Einkommenswachstums abhängig. Um diesen Sachverhalt zu verdeutlichen, sind in der nachstehenden Tabelle 7.2 die prognostizierten Umsätze im zahntechnischen Leistungsbereich unter Anwendung der verschiedenen Einkommensszenarien dargestellt.

Tabelle 7.2: Umsatzvolumen des zahntechnischen Leistungsbereichs (in Mio. Euro)

	Einkommenswachstum 1%		Einkommenswachstum 1,96% (Basisszenario)		Einkommenswachstum 3%	
	2010	2030	2010	2030	2010	2030
Gesamt	6.213,91	5.707,09	6.255,59	6.822,04	6.300,74	8.291,93
davon 2. MGM	1.528,62	1.974,66	1.538,87	2.360,42	1.549,95	2.869,00

Quelle: Eigene Berechnungen

Es fällt zunächst auf, dass die Umsatzentwicklung im zahntechnischen Bereich deutlich hinter der Entwicklung der Gesamtumsätze im zahnärztlichen Bereich zurückbleibt. Während das jährliche Umsatzwachstum im zahnärztlichen Bereich im Basisszenario voraussichtlich 0,94 Prozent beträgt, ist im zahntechnischen Bereich lediglich mit einem Umsatzwachstum von 0,44 Prozent pro Jahr zu rechnen. Hier macht sich bemerkbar, dass der trendmäßig an Bedeutung zunehmende *zahnerhaltende* Leistungsbereich, der im zahnärztlichen Marktsegment erheblich zur Wachstumsdynamik beiträgt, im zahntechnischen Marktsegment keine Rolle spielt. Die zahntechnischen Umsätze des Ersten Mundgesundheitsmarktes steigen lediglich im Szenario mit 3 Prozent jährlichem Einkommenszuwachs, während sie in den beiden anderen Szenarien bereits sinken.

Im Basisszenario steigen die zahntechnischen Umsätze des Zweiten Mundgesundheitsmarktes bis zum Jahr 2030 um etwa 822 Mio. Euro, während im Ersten Mundgesundheitsmarkt bereits ein Umsatzrückgang in Höhe von ca. 255 Mio. Euro erwartet wird. Hier kann der Zweite Mundgesundheitsmarkt die fallenden Umsätze des Ersten Mundgesundheitsmarktes noch kompensieren. Im Szenario mit 1 Prozent jährlichem Einkommenswachstum gelingt dies nur noch teilweise. Während die zahntechnischen Umsätze im Zweiten Mundgesundheitsmarkt bis zum Jahr 2030 um 446 Mio. Euro zunehmen, sinken die zahntechnischen Umsätze im Ersten Mundgesundheitsmarkt bis 2030 sehr deutlich um 953 Mio. Euro. Mit anderen Worten: In diesem Szenario werden Umsatzrückgänge des Ersten Mundgesundheitsmarktes nur noch teilweise vom Zweiten Mundgesundheitsmarkt aufgefangen.

Die Gesamtumsätze des zahntechnischen Leistungsbereichs sind insofern nur deshalb positiv, weil der zahntechnische Umsatz des Zweiten Mundgesundheitsmarktes in sämtlichen Szenarien deutlich zunimmt. So steigen die Gesamtumsätze im Zweiten Mundgesundheitsmarkt bei einem jährlichen Einkommenswachstum von 1,96 Prozent (Basisszenario) bis zum

Jahr 2030 um etwa 822 Mio. Euro. Dies entspricht einem jährlichen Umsatzwachstum von 2,16 Prozent. Bei Annahme eines durchschnittlichen Einkommenswachstums von 1 Prozent steigt der Gesamtumsatz im Zweiten Mundgesundheitsmarkt bis zum Jahr 2030 hingegen deutlich moderater, nämlich um knapp 446 Mio. Euro. Dies entspricht einem jährlichen Umsatzwachstum von 1,29 Prozent. Bei Annahme eines durchschnittlichen Einkommenswachstums von 3 Prozent steigt der Gesamtumsatz im Zweiten Mundgesundheitsmarkt bis zum Jahr 2030 wiederum kräftig, nämlich um 1,32 Mrd. Euro. Das jährliche Umsatzwachstum liegt in diesem Szenario bei 3,13 Prozent. In diesem Szenario entfallen auf den Zweiten Gesundheitsmarkt zwei Drittel des erwirtschafteten Umsatzplus, obwohl dieses Marktsegment im Jahr 2010 absolut nur knapp ein Viertel der Gesamtumsätze auf sich vereint. Die Rolle des Zweiten Mundgesundheitsmarktes im zahntechnischen Leistungsbereich wird bis 2030 insofern also erheblich zunehmen.

7.1.3 Gesundheitsprodukte der Mundgesundheitswirtschaft im Einzelhandel (3. Schicht)

Die dritte Schicht umfasst Gesundheitsprodukte im Einzelhandel, denen Mundpflegegeräte sowie Zahn- und Mundpflegemittel zuzuordnen sind. Für die Berechnungen wurden Daten des Industrieverbands Körperpflege- und Waschmittel (IKW) sowie des Zentralverbands der Elektrotechnik- und Elektronikindustrie (ZVEI) zugrunde gelegt. Aufgrund der geringeren Datenverfügbarkeit bzw. Datenqualität konnte keine Einteilung analog zu den Berechnungen des zahnärztlichen und zahntechnischen Leistungsbereichs erfolgen. Dennoch lassen sich mit den zur Verfügung stehenden Daten grundlegende Tendenzen abbilden, die für eine Analyse der Mundgesundheitswirtschaft geeignet sind. Entstehende Verzerrungen können zudem nur geringfügig ins Gewicht fallen, da die dritte Schicht vergleichsweise kleine Umsätze erzielt.

Für die Beschreibung der prognostizierten Umsätze wird nach Mundpflegegeräten sowie Zahn- und Mundpflegemitteln unterschieden. Aus der bestehenden Datenbasis wurden mit Hilfe einer linearen Fortschreibung entsprechende Daten bis zum Jahr 2030 prognostiziert. In Tabelle 7.3 sind Ergebnisse dieser Berechnungen für die dritte Schicht der Mundgesundheitswirtschaft dargestellt.

Die Umsätze der *Mundpflegegeräte* werden bis zum Jahr 2030 voraussichtlich mit einer jährlichen Wachstumsrate von 4 Prozent ansteigen. Die Umsätze der *Zahn- und Mundpflegemittel* entwickeln sich vermutlich nicht ganz so dynamisch. Hier wird eine jährliche Wachstumsrate von 1,5 Prozent prognostiziert. Da es sich bei Mundpflegegeräten sowie den Zahn- und Mundpflegemitteln in aller Regel um privat finanzierte Produkte handelt, werden deren Umsätze komplett dem Zweiten Gesundheitsmarkt zugerechnet.

Tabelle 7.3: Umsatzvolumen Mundgesundheitsprodukte im Einzelhandel (in Mio. Euro)

	Ausgaben/Umsatz			
	2008	2009	2010	2030
Mundpflegegeräte	138,00	143,00	149,00	326,48
Zahn- und Mundpflegemittel	1.319,00	1.329,00	1.361,00	1.833,07
Gesamt	**1.457,00**	**1.472,00**	**1.510,00**	**2.159,55**
davon 2. MGM	1.457,00	1.472,00	1.510,00	2.159,55

Quelle: Eigene Berechnungen

7.1.4 Gesamte Mundgesundheitswirtschaft

Nachdem in den vorangegangenen Kapiteln die 3 Teilschichten der Mundgesundheitswirtschaft getrennt betrachtet wurden, folgt nun die Aggregation zur Abschätzung der Umsätze in der gesamten Mundgesundheitswirtschaft. Dabei wird zunächst wiederum ein jährliches Einkommenswachstum von 1,96 Prozent (Basisszenario) zugrunde gelegt. In Tabelle 7.4 sind die Ergebnisse für die Jahre 2010 und 2030 gegenübergestellt.

Tabelle 7.4: Umsatzvolumen gesamte Mundgesundheitswirtschaft (in Mio. Euro)

	Ausgaben/Umsatz	
	2010	2030
1. Schicht	14.943,77	18.031,53
davon 2. MGM	3.676,17	6.238,91
2. Schicht	6.255,59	6.822,04
davon 2. MGM	1.538,87	2.360,42
3. Schicht	1.510,00	2.159,55
davon 2. MGM	1.510,00	2.159,55
Gesamt	**22.709,36**	**27.013,12**
davon 2. MGM	6.725,04	10.758,88

Quelle: Eigene Berechnungen

Für die gesamte Mundgesundheitswirtschaft ist für das Jahr 2010 von einem Umsatzvolumen von rd. 22,71 Mrd. Euro auszugehen. Die 1. Schicht (zahnärztlicher Leistungsbereich) erzielt dabei 65,8 Prozent der Gesamtumsätze, während der 2. Schicht (zahntechnischer Leistungsbereich) 27,5 Prozent der Umsätze zuzuordnen sind. Die 3. Schicht leistet mit 6,7 Prozent den vergleichsweise geringsten Beitrag zum Gesamtumsatz der Branche.

7.1 Entwicklung der Umsätze bzw. der Gesundheitsausgaben 91

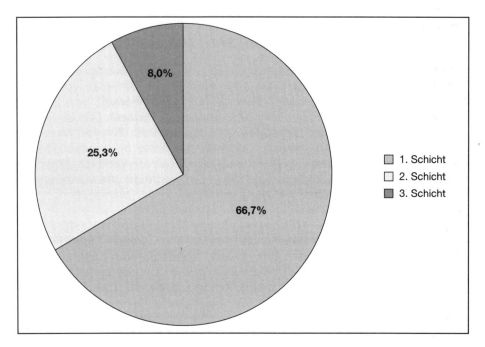

Abbildung 7.5: Prozentuale Anteile der 3 Schichten am Gesamtumsatz der Mundgesundheitswirtschaft für das Jahr 2030
Quelle: Eigene Berechnungen

Bis 2030 wird für den Gesamtumsatz der Mundgesundheitswirtschaft ein Volumen von 27,01 Mrd. prognostiziert, welches einem Anstieg um etwa 19 Prozent gegenüber dem Jahr 2010 entspricht. Das jährliche Umsatzwachstum der deutschen Mundgesundheitswirtschaft wird für den Zeitraum 2010 bis 2030 voraussichtlich 0,87 Prozent betragen. Dabei werden sich die relativen Anteile der einzelnen Teilbereiche am Gesamtumsatz der Branche verändern. So werden im Jahr 2030 voraussichtlich 66,7 Prozent der Umsätze in der 1. Schicht (zahnärztlicher Leistungsbereich), 25,3 Prozent in der 2. Schicht (zahntechnischer Leistungsbereich) und 8,0 Prozent in der 3. Schicht erzielt (vgl. Abbildung 7.5).

Neben der unterschiedlichen Entwicklung in den einzelnen Schichten der Mundgesundheitswirtschaft ist in der nachfolgenden Abbildung 7.6 auch die Umsatzentwicklung getrennt nach Einkommensszenarien jeweils für den Ersten und den Zweiten Gesundheitsmarkt dargestellt.

Der Zweite Mundgesundheitsmarkt wird im Jahr 2030 erwartungsgemäß einen merklich höheren Anteil des Umsatzvolumens erzielen. Während der privat finanzierte Teil im Jahr 2010 noch 29,6 Prozent der Umsätze in der Gesundheitswirtschaft ausmachte, steigt dieser Anteil bis zum Jahr 2030 auf 39,8 Prozent. Dies entspricht einer Steigerung des privat finanzierten

Umsatzes von 6,73 Mrd. Euro (2010) auf 10,76 Mrd. Euro (2030), also einer Zunahme um 4,03 Mrd. Euro bzw. um 60 Prozent.

Demgegenüber ist der Wachstumsbeitrag des Ersten Mundgesundheitsmarktes vergleichsweise marginal. Hier steigen die Umsätze von 15,98 Mrd. Euro (2010) auf 16,25 Mrd. Euro (2030), also innerhalb von 2 Jahrzehnten um lediglich 270 Mio. Euro bzw. knapp 1,7 Prozent. Das bedeutet, dass rund 94 Prozent des gesamten Umsatzplus vom Zweiten Mundgesundheitsmarkt generiert werden, während der Erste Mundgesundheitsmarkt lediglich einen Anteil von 6 Prozent am gesamten Umsatzwachstum beiträgt. Dieser Befund unterstreicht die enorm wichtige und weiter wachsende Bedeutung privater Finanzierungsformen in der Mundgesundheitswirtschaft.

Abbildung 7.6 stellt abschließend den Ersten und Zweiten Mundgesundheitsmarkt mit ihrer jeweiligen Entwicklung abhängig vom beschriebenen Szenario des jährlichen Einkommenswachstums in aggregierter Form mit allen 3 Schichten dar. Es lässt sich erkennen, dass der Zweite Mundge-

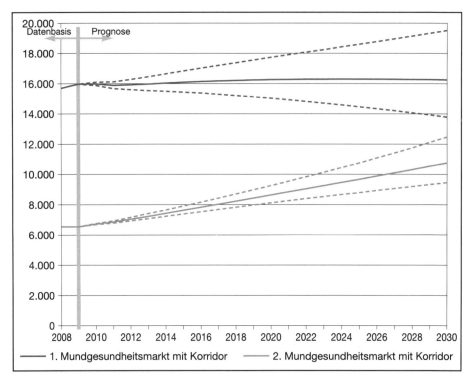

Abbildung 7.6: Umsatzentwicklung des Ersten und Zweiten Mundgesundheitsmarktes in Abhängigkeit der Einkommensentwicklung (Korridor) für den Zeitraum von 2010 bis 2030 (in Mio. Euro)
Quelle: Eigene Berechnungen

sundheitsmarkt über den gesamten Korridor hinweg deutlich expandiert. Der Erste Mundgesundheitsmarkt hingegen reagiert abhängig von der Einkommensentwicklung differenziert.

7.2 Analyse der Wachstumseffekte

Nachfolgend wird die Bruttowertschöpfung (BWS) als Kennzahl für die wirtschaftliche Leistung eines Wirtschaftsbereiches verwendet. Eingangs wurde bereits auf diese Kenngröße eingegangen (vgl. Abschnitt 3.1). Mithilfe der Bruttowertschöpfung lassen sich Wachstumseffekte der Mundgesundheitswirtschaft quantifizieren. Die Bruttowertschöpfung ergibt sich aus dem Saldo aus Produktionswerten abzüglich der im Produktionsprozess verbrauchten, verarbeiteten oder umgewandelten Waren und Dienstleistungen.

Zur Bestimmung der Bruttowertschöpfung für die Mundgesundheitswirtschaft wird die Umsatzentwicklung der Branche als Ausgangsgröße verwendet. Dabei wird auf das registrierte Umsatzvolumen der Jahre 1998 bis 2008 zurückgegriffen, die in Verbindung mit den Ergebnissen des multivariaten Regressionsmodells eine solide Datenbasis für die Berechnung der Bruttowertschöpfung liefern. Um aus den Umsätzen der Mundgesundheitswirtschaft die Bruttowertschöpfung abzuleiten, wird auf Vorleistungsquoten zurückgegriffen. Diese wurden zum einen aus dem Wertschöpfungsansatz von *Ostwald* und *Ranscht* sowie aus bestehenden Veröffentlichungen des Gesundheitssatellitenkontos ermittelt.[123]

Die zugrunde gelegten Vorleistungsquoten der Mundgesundheitswirtschaft sind in Tabelle 7.5. dargestellt. Für den zahnärztlichen Bereich, also die 1. Schicht der Mundgesundheitswirtschaft, ergibt sich für das Jahr 2008 eine Vorleistungsquote von 0,39. Dies impliziert, dass die Bruttowertschöpfung dieses Bereichs über 60 Prozent des Umsatzvolumens entspricht. Im zahntechnischen Bereich wurde eine Vorleistungsquote von 0,46 zugrunde gelegt, für die dritte Schicht (Mundpflegegeräte sowie Zahn- und Mundpflegemittel) liegt die Vorleistungsquote bei 0,41.

Tabelle 7.5: Vorleistungsquoten in der Mundgesundheitswirtschaft für das Jahr 2008	
Mundgesundheitswirtschaft	Vorleistungsquote
1. Schicht – zahnärztlicher Leistungsbereich	0,3926
2. Schicht – zahntechnischer Leistungsbereich	0,4552
3. Schicht – Mundgesundheitsprodukte im Einzelhandel	0,4101
	Quelle: Eigene Berechnungen

---

[123] Vgl. Ostwald, 2009; Ranscht, 2009; Henke/Neumann/Schneider, 2010.

7 Analyse der Wachstums- und Beschäftigungseffekte der Mundgesundheitswirtschaft

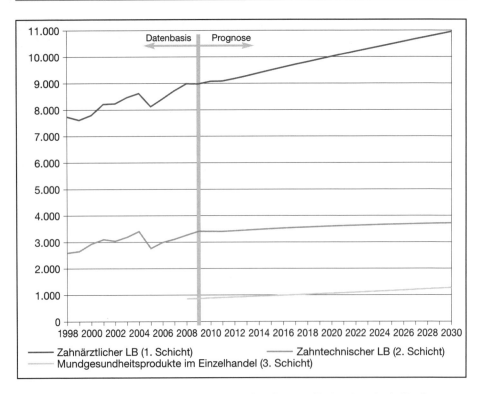

Abbildung 7.7: Bruttowertschöpfung der Mundgesundheitswirtschaft für den Zeitraum von 1998 bis 2030 (in Mio. Euro)
Quelle: Eigene Berechnungen

Mit Hilfe der Bruttowertschöpfung werden im Folgenden Wachstumseffekte der Mundgesundheitswirtschaft abgeleitet. Abbildung 7.7 zeichnet die Entwicklung der Bruttowertschöpfung für die 3 Schichten der Mundgesundheitswirtschaft nach.

Im zahnärztlichen Leistungsbereich, der *1. Schicht* der Mundgesundheitswirtschaft, hat sich die Bruttowertschöpfung von 7,74 Mrd. Euro im Jahr 1998 auf 8,98 Mrd. Euro im Jahr 2008 erhöht. Dies entspricht einem Anstieg um 16 Prozent. Analog zu den Umsätzen in diesem Bereich zeigen sich auch in diesem Verlauf deutliche Einbrüche im Jahr 2004, die auf die BEMA-Neurelationierung zurückzuführen sind. Dem schwankenden Verlauf in diesem Zeitraum folgt eine vergleichsweise stetige Entwicklung für den prognostizierten Zeitraum von 2009 bis 2030. Dieser Prognose zufolge wird sich die Bruttowertschöpfung des zahnärztlichen Bereichs bis zum Jahr 2030 auf 10,95 Mrd. Euro erhöhen und damit gegenüber 2010 um weitere 1,88 Mrd. Euro bzw. fast 21 Prozent zunehmen.

Für den an Bedeutung gewinnenden Zweiten Mundgesundheitsmarkt ist naturgemäß ebenfalls mit einer Zunahme der Bruttowertschöpfung zu

7.2 Analyse der Wachstumseffekte

rechnen. Während diese im privat finanzierten Teil des zahnärztlichen Leistungsbereichs im Jahr 2010 noch 2,23 Mrd. Euro beträgt, wird bis zum Jahr 2030 ein Anstieg auf 3,79 Mrd. Euro und damit eine Zunahme der Bruttowertschöpfung um knapp 70 Prozent prognostiziert.

In der 2. *Schicht*, die alle Leistungen des zahntechnischen Bereichs umfasst, wurde im Jahr 1998 eine Bruttowertschöpfung von 2,6 Mrd. Euro erwirtschaftet. Im Jahr 2008 ist diese bereits auf 3,3 Mrd. Euro gestiegen. Dies entspricht einem Anstieg um knapp 27 Prozent. Aufgrund der Umsatzentwicklung dieses Bereichs wird die Bruttowertschöpfung in 2030 auf 3,72 Mrd. Euro geschätzt. Dies entspricht einem Anstieg um 0,31 Mrd. Euro bzw. etwa 9 Prozent gegenüber dem Jahr 2010. Das Wachstum der Bruttowertschöpfung des zahntechnischen Leistungsbereichs fällt für den Zeitraum von 2010 bis 2030 folglich nicht einmal halb so hoch aus wie im zahnärztlichen Leistungsbereich.

Der Zweite Mundgesundheitsmarkt des zahntechnischen Leistungsbereichs erfährt im Zeitraum von 2010 bis 2030 ein Wachstum der Bruttowertschöpfung um etwa 53 Prozent. Absolut entspricht das einer Zunahme um 0,45 Mrd. Euro, nämlich von 0,84 Mrd. im Jahr 2010 auf 1,29 Mrd. Euro im Jahr 2030. Analog zum zahnärztlichen Leistungsbereich nimmt die Bruttowertschöpfung auch im Zweiten Mundgesundheitsmarkt des zahntechnischen Leistungsbereiches deutlich stärker zu als im Ersten Mundgesundheitsmarkt.

Für die *3. Schicht* ist in Abbildung 7.7. die Entwicklung lediglich für den Zeitraum von 2008 bis 2030 dargestellt. Aufgrund des geringen Datenbestandes wurde auf eine Rückrechnung bis zum Jahr 1998 verzichtet. Die Rückrechnung würde einerseits zu Verzerrungen der Ergebnisse aufgrund vielfältiger Annahmen führen und zudem nicht maßgeblich auf die Prognose von Wachstumseffekten Einfluss nehmen.

Für das Jahr 2008 errechnet sich für alle Mundgesundheitsprodukte im Einzelhandel eine Bruttowertschöpfung von 0,86 Mrd. Euro. Dies stellt somit den kleinsten Teilbereich der 3 Schichten dar. Allerdings wird auch für die 3. Schicht eine zunehmende Bruttowertschöpfung prognostiziert. Bis zum Jahr 2030 wird die Bruttowertschöpfung durch Mundpflegegeräte sowie Zahn- und Mundpflegemittel etwa 0,38 Mrd. Euro über dem Wert des Jahres 2010 liegen. Dies entspricht einem Anstieg von 0,89 Mrd. auf 1,27 Mrd. Euro und damit einem Wachstum von 43 Prozent. Dieser Teilbereich ist annahmegemäß vollständig dem Zweiten Mundgesundheitsmarkt zuzuordnen.

In Tabelle 7.6. sind die zuvor beschriebenen Entwicklungen der Bruttowertschöpfung exemplarisch für die Jahre 2010 und 2030 dargestellt. Neben den Ausprägungen der Bruttowertschöpfung in den 3 Schichten der Mundgesundheitswirtschaft wurde ebenso die Bruttowertschöpfung des Zweiten Mundgesundheitsmarktes berechnet. Die gesamte Branche erzielte im Jahr 2010 eine Bruttowertschöpfung in Höhe von rd. 13,38 Mrd.

Euro, wovon 3,96 Mrd. Euro im Zweiten Gesundheitsmarkt erwirtschaftet wurden. Bis zum Jahr 2030 wird ein Anstieg der gesamten Bruttowertschöpfung um knapp über 19 Prozent auf 15,94 Mrd. Euro prognostiziert, was einem jährlichen Wachstum der Bruttowertschöpfung um 0,88 Prozent entspricht. Der Zweite Gesundheitsmarkt wird den Berechnungen zufolge weitere 2,39 Mrd. Euro erwirtschaften und damit kräftig um 60 Prozent bzw. 2,38 Prozent jährlich zulegen.

Tabelle 7.6: Bruttowertschöpfung gesamte Mundgesundheitswirtschaft (in Mio. Euro)

	Bruttowertschöpfung		
	2010	2030	Zuwachs in %
1. Schicht	9.076,84	10.952,35	20,7 %
davon 2. MGM	2.232,90	3.789,51	69,7 %
2. Schicht	3.408,04	3.716,65	9,1 %
davon 2. MGM	838,38	1.285,96	53,4 %
3. Schicht	890,75	1.273,92	43,0 %
davon 2. MGM	890,75	1.273,92	43,0 %
Gesamt	**13.375,63**	**15.942,92**	**19,2 %**
davon 2. MGM	3.962,03	6.349,39	60,3 %

Quelle: Eigene Berechnungen

Die Analyse zeigt, welches Wachstumspotenzial die Mundgesundheitswirtschaft in den nächsten 2 Jahrzehnten aufweist. So könnte die Bruttowertschöpfung der deutschen Mundgesundheitswirtschaft in den nächsten 20 Jahren um fast 2,6 Mrd. Euro steigen. Maßgeblicher Wachstumstreiber ist dabei der Zweite Gesundheitsmarkt, der voraussichtlich von 3,96 Mrd. Euro in 2010 auf 6,35 Mrd. Euro in 2030 ansteigen wird. Dies bedeutet, dass mit einem Zuwachs von 2,39 Mrd. Euro fast 93 Prozent der gesamten zukünftigen Wachstumseffekte aus dem Zweiten Gesundheitsmarkt resultieren.

Stellt man diese Ergebnisse in einem ökonomischen Vergleichsrahmen, so wird ersichtlich, dass die Mundgesundheitswirtschaft in seiner Gesamtheit nicht als „Wachstumstreiber" bezeichnet werden kann. Dafür ist die jährliche Wachstumsrate der Bruttowertschöpfung in Höhe von 0,88 Prozent zu gering. Laut den Prognosedaten der Prognos AG wird die Gesamtwirtschaft im Jahr 2010 ein Wachstum von 1,9 Prozent verzeichnen, das dann bis 2030 kontinuierlich auf 1,1 Prozent abfällt.[124] Damit wird zugleich aber auch deutlich, dass der überdurchschnittlich stark wachsende Zweite Mundgesundheitsmarkt mit einer jährlichen Wachstumsrate in Höhe von

---
[124] Vgl. Ostwald, 2009, S.198.

2,38 Prozent durchaus als „Wachstumstreiber" für die Gesamtwirtschaft fungiert.

Nachfolgend werden die mit dem Wachstum der Bruttowertschöpfung einhergehenden Beschäftigungseffekte dargestellt.

7.3 Analyse der Beschäftigungseffekte

Aus volkswirtschaftlicher Sicht ist die Beschäftigung und deren Entwicklung eine zentrale Größe, an der sich u. a. auch der wirtschaftspolitische Erfolg der jeweiligen Bundesregierung messen lassen muss. Das Ziel eines hohen Beschäftigungsstandes ist in Deutschland seit 1967 im sog. Stabilitätsgesetz gesetzlich verankert.

Eine makroökonomische Schätzung der durch Gesundheitsausgaben geschaffenen Arbeitsplätze hatte bereits der Sachverständigenrat für die Konzertierte Aktion im Gesundheitswesen erstmals in seinem Sondergutachten 1996 vorgelegt.[125] Dazu ermittelte der Sachverständigenrat sektorspezifische Arbeitsproduktivitäten (definiert als Nettowertschöpfung pro Arbeitskraft). Im Ergebnis zeigte sich, dass die aus einer Erhöhung der Gesundheitsausgaben resultierenden positiven Beschäftigungseffekte die Nachfrageausfälle in den anderen volkswirtschaftlichen Sektoren deutlich überkompensierten.[126]

Im Rahmen der vorliegenden Analyse wird – analog zur Methodik des Sachverständigenrates – von sektorspezifischen Arbeitsproduktivitäten ausgegangen. Zur Analyse der Beschäftigungseffekte der Mundgesundheitswirtschaft werden die Erwerbstätigenzahlen herangezogen. Als Erwerbstätige gelten Arbeitnehmer oder Selbstständige bzw. mithelfende Familienangehörige, die eine auf wirtschaftlichen Erwerb gerichtete Tätigkeit ausüben.

Um die Erwerbstätigenzahlen abschätzen zu können, werden – soweit vorhanden – Arbeitsproduktivitäten der einzelnen Teilbereiche verwendet. Für die 1. und 2. Schicht lassen sich Arbeitsproduktivitäten aus dem Wertschöpfungsansatz von *Ostwald* und *Ransch* ableiten.[127] Die Arbeitsproduktivitäten für die 3. Schicht, die komplett dem Zweiten Mundgesundheitsmarkt zuzuordnen ist, werden aus dem Gesundheitssatellitenkonto hergeleitet.[128] Zur Validierung der Daten wurden auch die eingängigen Statistiken der Gesundheitsberichterstattung des Bundes herangezogen.[129]

---

[125] Vgl. Sachverständigenrat für die Konzertierte Aktion im Gesundheitswesen, 1996.
[126] Bei einem Anstieg der Gesundheitsausgaben um 1 Mrd. DM betrug der Beschäftigungszuwachs brutto 9.211 Erwerbstätige. Ein Wachstum der Bruttowertschöpfung um 1 Mrd. DM schafft laut Sachverständigenrat 15.527 zusätzliche Arbeitsplätze.
[127] Vgl. Ostwald, 2009; Ransch 2009.
[128] Vgl. Henke/Neumann/Schneider, 2010.
[129] Vgl. Destatis, 2010a.

Mit Hilfe dieser Datenbasis konnten die Erwerbstätigenzahlen in der Mundgesundheitswirtschaft bis 2030 fortgeschrieben werden. Dabei wurden die Erwerbstätigenzahlen der vergangenen Jahre sowie die Veränderung der bereichsspezifischen Arbeitsproduktivität einberechnet. Bei der Arbeitsproduktivität wurde auf Basis retrospektiver Beobachtungen eine Steigerung der Arbeitsproduktivität von 1 Prozent pro Jahr angenommen. Damit sollen die Prognosen dem fortschreitenden medizinisch-technischen Fortschritt Rechnung tragen, der für die Entwicklung der gesamten Gesundheitswirtschaft und insbesondere auch der Mundgesundheitswirtschaft von grundlegender Bedeutung ist. In Tabelle 7.7 sind die Ergebnisse der Berechnungen dargestellt.

Tabelle 7.7: Beschäftigungsentwicklung in der Mundgesundheitswirtschaft im Zeitraum 2010 bis 2030

	Erwerbstätige (in Tsd.)		
	2010	2030	Veränderung in %
1. und 2. Schicht	382,20	447,30	17,0 %
3. Schicht	27,36	38,34	40,1 %
Gesamte MGW	**409,56**	**485,64**	**18,6 %**

Quelle: Eigene Berechnungen

Für den zahnärztlichen sowie zahntechnischen Bereich, d. h. die ersten beiden Schichten der Mundgesundheitswirtschaft, ergeben sich für das Jahr 2010 in der Summe etwa 382.200 Erwerbstätige. Bis zum Jahr 2030 wird sich die Zahl der Erwerbstätigen in diesem Bereich bis auf 447.300 erhöhen. Dies entspricht einer Steigerung um 17 Prozent gegenüber dem Jahr 2010. Die Beschäftigtenzahl der dritten Schicht wird sich hingegen bis zum Jahr 2030 voraussichtlich um 40 Prozent erhöhen. In diesem Bereich der Mundgesundheitswirtschaft werden im Jahr 2030 voraussichtlich mehr als 38.000 Erwerbstätige beschäftigt sein. Dies entspricht einer Erhöhung um knapp 11.000 Erwerbstätige.

Insgesamt wird die Zahl der Erwerbstätigen in der Mundgesundheitswirtschaft im Zeitraum von 2010 bis 2030 um 18,6 Prozent bzw. jährlich um etwa 0,86 Prozent steigen. Während die Branche im Jahr 2010 noch knapp 410.000 Personen beschäftigt, werden im Jahr 2030 bereits rund 485.000 Erwerbstätige prognostiziert. Somit besteht in der Mundgesundheitswirtschaft in den nächsten 20 Jahren ein Beschäftigungspotenzial von über 76.000 Personen.

Der jährliche Beschäftigungszuwachs in der Mundgesundheitswirtschaft in Höhe von schätzungsweise 0,86 Prozent korrespondiert im Übrigen gut mit den Ergebnissen aus einer Studie des Hamburgischen Weltwirtschafts-Instituts (HWWI) aus dem Jahre 2006. Hier wurde in einem „Status-quo-Szenario" für den Prognosezeitraum 2010–2020 ein jährlicher Beschäftigungszuwachs in der Gesundheitswirtschaft von etwa 0,84 Prozent prognostiziert.[130]

Stellt man – analog zur Bruttowertschöpfung (vgl. Abschnitt 7.2) – die Entwicklung der Beschäftigung in einen ökonomischen Vergleichsrahmen, so wird die große Bedeutung der Gesundheitswirtschaft für den deutschen Arbeitsmarkt deutlich. Die Beschäftigung in der Gesamtwirtschaft wird laut Prognose der Prognos AG im Jahr 2010 noch um 0,5 Prozent steigen, im Jahr 2015 bereits stagnieren und bis zum Jahr 2030 in einen negativen Wachstumstrend einmünden. Im Jahr 2030 werden schließlich 0,6 Prozent der Stellen in der Gesamtwirtschaft abgebaut.[131] Vor diesem Hintergrund wirkt die Mundgesundheitswirtschaft mit einem jährlichen Beschäftigungszuwachs in Höhe von 0,86 Prozent ganz klar als „Beschäftigungstreiber" für die Gesamtwirtschaft.

Auf eine separate Ausweisung von Vollzeitäquivalenten im Rahmen der Ergebnisdarstellung wurde hier bewusst verzichtet. Der Anteil der Teilzeitarbeit in der Mundgesundheitswirtschaft ist bereits außerordentlich hoch und liegt in den ambulanten Zahnarztpraxen mittlerweile bei 26,8 Prozent. Inwieweit sich der säkulare Trend (vgl. hierzu auch Abbildung 4.2) künftig noch weiter in Richtung familienkompatibler Teilzeitmodelle entwickelt, ist nicht absehbar. Während die Untersuchung von *Kuhlmann* aus dem Jahr 1999 noch eine signifikant niedrigere „Wunscharbeitszeit" von Zahnärztinnen im Vergleich zu ihren männlichen Kollegen zeigte[132], lassen neuere Untersuchungen erkennen, dass Zahnärztinnen nicht signifikant häufiger zu einer Nebenerwerbsgründung neigen[133] und auch nicht häufiger als ihre männlichen Kollegen einen tendenziellen Abbau ihrer zahnärztlichen Tätigkeit planen.[134] Bei den sog. helfenden Berufen wirkt vermutlich die zunehmende berufliche Qualifizierung (bzw. der damit verbundene Aufbau wertvollen „Humankapitals") generell als Hemmschuh einer Ausweitung von Teilzeitbeschäftigung.[135] In der deutschen Mundgesundheitswirtschaft wird insofern auch in den kommenden 2 Jahrzehnten das Vollzeit-Arbeitsmodell prägend bleiben.

---

[130] Vgl. Straubhaar et al., 2006.
[131] Vgl. Ostwald, 2009, S. 200f.
[132] Vgl. Kuhlmann, 1999.
[133] Vgl. Klingenberger/Becker, 2008.
[134] Vgl. Micheelis/Bergmann-Krauss/Reich, 2010.
[135] Vgl. Pfeifer, 2005.

8 Zusammenfassung und Schlussfolgerungen

In der Vergangenheit wurde die Gesundheitswirtschaft primär als konsumtiver, güterverzehrender Wohlfahrtssektor wahrgenommen, seltener jedoch als produktiver Bereich der Volkswirtschaft.[136] Diese eingeschränkte Sichtweise hat sich auch im Grundsatz der Beitragsstabilität (§ 71 Abs. 1 SGB V) niedergeschlagen. Im Rahmen dieser sog. „einnahmenorientierten Ausgabenpolitik" werden die Ausgaben der Gesetzlichen Krankenversicherung in ihrer Höhe an das Niveau der Grundlohnsumme gebunden. Infolge dieser Verknüpfung werden vordergründig die Ausgaben der Krankenkassen gedämpft, in der Konsequenz jedoch zugleich das wirtschaftliche Wachstum der Gesundheitswirtschaft gedrosselt und deren Arbeitskräftebedarf reduziert.

Dieses ökonomische Dilemma der Gesundheitspolitik lässt sich nur auflösen, wenn man über den sozialversicherungsdominierten Kernbereich der Gesundheitswirtschaft hinausschaut und auch den frei finanzierten „Zweiten Gesundheitsmarkt" in die Betrachtung einbezieht. Die zukünftigen Wachstums- und Beschäftigungspotenziale der Gesundheitswirtschaft liegen zum größten Teil in diesem erweiterten Bereich der Gesundheitswirtschaft. Die beschriebene Problemkonstellation gilt auch und im Besonderen für den Bereich der zahnmedizinischen Versorgung als einem bedeutsamen Teilbereich der Gesundheitswirtschaft. Dieser Teilbereich wird im Rahmen der Analyse als „Mundgesundheitswirtschaft" bezeichnet.

In der vorliegenden Arbeit wird die deutsche Mundgesundheitswirtschaft erstmals als relevanter Teilbereich der umfassenderen Gesundheitswirtschaft abgegrenzt und im Hinblick auf ihre Entwicklungspotentiale analysiert. Dabei werden die Teilmärkte der Mundgesundheitswirtschaft – analog zur Einteilung der Gesundheitswirtschaft im Konzept des Gesundheitssatellitenkontos – in einen Ersten und einen Zweiten Gesundheitsmarkt unterschieden.

Die wesentlichen Modellannahmen, Prognoseergebnisse und sich hieraus ergebende Schlussfolgerungen der Analyse sind:

---

[136] Vgl. Weitkamp/Klingenberger, 2007.

1. In methodischer Hinsicht besteht zum einen die Notwendigkeit einer sauberen Abgrenzung der Mundgesundheitswirtschaft von der allgemeinen Gesundheitswirtschaft, zum anderen die Herausforderung, innerhalb der Mundgesundheitswirtschaft einen frei finanzierten „Zweiten Mundgesundheitsmarkt" zu identifizieren und abzuzirkeln.

2. Die Abgrenzung eines Bereiches der Mundgesundheitswirtschaft von der allgemeinen Gesundheitswirtschaft ist ohne größere methodische Probleme möglich, da im Bereich der zahnmedizinischen Versorgung sowohl die Leistungs- als auch die Finanzierungsströme unabhängig vom medizinischen Bereich organisiert sind. Die Abrechnung von zahnärztlichen Leistungen erfolgt über definierte Leistungsverzeichnisse (BEMA für gesetzlich Versicherte, GOZ für Privatversicherte und Selbstzahler), so dass sich das im zahnärztlichen Bereich jährlich generierte Umsatzvolumen sowie dessen Struktur anhand der im BEMA bzw. in der GOZ abgerechneten Leistungspositionen detailliert ermitteln lässt. Mit der Einzelleistungsstatistik der KZBV sowie der Statistik zum privatzahnärztlichen Abrechnungsgeschehen (GOZ-Analyse) stehen sehr leistungsfähige Datenbestände zur Verfügung, die eine tiefe sekundärstatistische Auswertung für die vorliegende Fragestellung erlauben.

3. Im Rahmen der Analyse wird zunächst eine Einteilung der Mundgesundheitswirtschaft analog zu dem in der Gesundheitswirtschaft üblichen *Schichtenmodell* vorgenommen. Demnach werden Zahnarztpraxen (1. Schicht), gewerbliche Dentallabore und Eigenlabore der Zahnarztpraxen (2. Schicht) sowie Mundgesundheitsprodukte im Einzelhandel (3. Schicht) voneinander abgegrenzt und im Hinblick auf ihre jeweilige wirtschaftliche Entwicklung gesondert analysiert.

4. Die Problematik der Abgrenzung zwischen Erstem und Zweitem Gesundheitsmarkt wird in der Wissenschaft kontrovers diskutiert. Da die verschiedenen Abgrenzungsoptionen weitreichende Implikationen haben, sollte die Entscheidung für eine dieser Optionen transparent und wohl begründet sein. Im Rahmen der vorliegenden Studie werden eine *„klassische"* und eine *„alternative"* Abgrenzung vorgestellt und diskutiert. Während sich die klassische Abgrenzung an der Methodik des Gesundheitssatellitenkontos orientiert, d. h. auf das Kriterium der Finanzierung über Kostenträger (GKV, PKV, Beihilfe etc.) abstellt, geht die alternative Abgrenzung von der über die Regelversorgung hinausgehenden Zahlungsbereitschaft der Patienten für weitergehende Gesundheitsleistungen als Abgrenzungskriterium aus.

5. Im Rahmen der Gegenüberstellung der genannten beiden Abgrenzungsvarianten konnte die erste erkenntnisleitende Fragestellung der vorliegenden Studie, nämlich ob der Zweite Mundgesundheitsmarkt die Leistungen des Ersten Mundgesundheitsmarktes im Zeitablauf ersetzt (*substitutives Verhältnis*) oder aber ergänzt (*komplementäres Ver-*

8 Zusammenfassung und Schlussfolgerungen

hältnis), beantwortet werden. Unabhängig von der gewählten Abgrenzung zeigte sich, dass es in der Vergangenheit wenig Anzeichen für ein substitutives Verhältnis zwischen Erstem und Zweitem Mundgesundheitsmarkt gab. Zwar lassen einige gesundheitspolitische Einschnitte in den letzten Jahren (1998/1999, 2004/2005) diesen Schluss temporär zu, auf Basis retrospektiver Daten lässt sich dies jedoch nicht (!) für längere Zeiträume empirisch belegen. Vielmehr besteht zwischen dem Ersten und dem Zweiten Mundgesundheitsmarkt viel eher ein komplementäres Verhältnis, d. h. die beiden Märkte ergänzen sich hinsichtlich ihrer jeweiligen Leistungen.

6. Im weiteren Verlauf der Analyse war eine Entscheidung bezüglich der präferierten Abgrenzungsvariante der beiden Gesundheitsmärkte zu treffen. Um die Vergleichbarkeit mit anderen wissenschaftlichen Arbeiten zur Gesundheitswirtschaft zu gewährleisten, stützt sich die Prognose der Wachstums- und Beschäftigungseffekte in der Mundgesundheitswirtschaft auf die *klassische Abgrenzung*.

7. Die Prognose der Wachstums- und Beschäftigungseffekte der deutschen Mundgesundheitswirtschaft bis zum Jahr 2030 basiert auf einer Reihe von *Modellannahmen*. Da sich die Prognose retrospektiver Daten bedient, fließen auch all diejenigen Strukturparameter, die sich für die zurückliegende Entwicklung als prägend erwiesen haben, implizit in das Prognosemodell ein. Dies gilt für die im Betrachtungszeitraum gestiegene „dental awareness" in der Gesellschaft und das damit einhergehende kontrollorientierte Inanspruchnahmeverhalten der Patienten ebenso wie für die zunehmende Nachfrage nach Auslandszahnersatz; hierbei handelt es sich um gesellschaftliche Phänomene, die sich konkret in den Abrechnungsdaten widerspiegeln.

8. Im Rahmen der Analyse wird insofern – analog zu der Entwicklung im Zeitraum von 1996 bis 2008 – auch eine Fortsetzung der *evolutionären Anpassung* des Gesundheitssystems durch den Gesetzgeber angenommen. Tiefgreifende gesundheitspolitische Reformen wären hinsichtlich ihrer Wirkungsrichtung nicht verlässlich prognostizierbar, weshalb auf entsprechende Annahmen im Modellrahmen verzichtet wurde. Auch das zum 1. Januar 2012 in Kraft getretene „Gesetz zur Verbesserung der Versorgungsstrukturen in der gesetzlichen Krankenversicherung (GKV-VStG)" ist in diesem Sinne als ein kleiner Schritt auf einem Reformpfad zu sehen, der zumindest mehr Spielräume bei der Fortschreibung der zahnärztlichen Vergütung schafft. Die im Rahmen des Versorgungsstrukturgesetzes erfolgte Anpassung der Gebührenordnung für Zahnärzte (GOZ) wird nach Einschätzung des Gesetzgebers das GOZ-Honorarvolumen um 345 Mio. Euro gegenüber dem aktuellen Abrechnungsgeschehen erhöhen. Davon werden voraussichtlich 52,5 Prozent über den Ersten Mundgesundheitsmarkt und 47,5 Prozent über den Zweiten Mundgesundheitsmarkt finanziert wer-

den[137]. Da es sich lediglich um eine einmalige Anhebung des GOZ-Honorars um schätzungsweise 6 Prozent handelt, kann aus diesem Reformschritt allein nicht auf ein künftiges höheres Wachstum der Umsätze geschlossen werden.

9. Im Hinblick auf die demographische Entwicklung orientiert sich die Prognose an der *11. Koordinierten Bevölkerungsvorausrechnung* des Statistischen Bundesamtes.

10. Das Prognosemodell beruht des weiteren auf der (aus dem IDZ-Prognosemodell PROG30 abgeleiteten) Annahme, dass die manifeste Nachfrage nach zahnärztlichen Dienstleistungen und Dentalprodukten *nicht von der Angebotsseite her limitiert* wird, kaufkräftige Nachfrage generell also auch auf dem Mundgesundheitsmarkt befriedigt werden kann.

11. Die Annahmen zur oralen Morbiditätsentwicklung wurden aus den Ergebnissen der Vierten Deutschen Mundgesundheitsstudie (DMS IV) des IDZ abgeleitet. Lediglich in der Leistungsgruppe Parodontologie wird eine *Ausweitung* der zur Deckung der manifesten Nachfrage erforderlichen zahnärztlichen Behandlungszeit angenommen, während in allen anderen Leistungsbereichen mit einer *Abnahme* der benötigten zahnärztlichen Behandlungszeit gerechnet wird.

12. Die *Entwicklung der Einkommen* wird ebenfalls aus retrospektiven Daten abgeleitet und prognostisch bis zum Jahr 2030 verlängert (Basisszenario mit einem jährlichen Einkommenszuwachs von 1,96 Prozent). Zusätzlich werden die Auswirkungen eines geringeren Einkommenswachstums von jährlich 1 Prozent (unteres Szenario) sowie eines stärkeren Einkommenswachstums von 3 Prozent (oberes Szenario) auf die Umsätze im Ersten und Zweiten Mundgesundheitsmarkt prognostiziert. In beiden Marktsegmenten hat das Einkommen der Privathaushalte einen bestimmenden Einfluss auf die Umsatzentwicklung. Prognostisch wurde zudem der Effekt der *Einkommensverteilung* auf die Umsatzentwicklung einbezogen.

13. Als erstes zentrales Prognoseergebnis kann festgehalten werden, dass die Mundgesundheitswirtschaft in den nächsten Jahren unter stabilen Rahmenbedingungen ein solides Wachstumspotenzial aufweist. So könnte der *zahnärztliche Bereich* im Jahr 2030 laut Basisszenario bereits 18,03 Mrd. Euro umsetzen. Dies entspricht einer Steigerung um 3,08 Mrd. Euro bzw. 21 Prozent gegenüber dem Jahr 2010. Die jährliche Wachstumsrate im zahnärztlichen Bereich (1. Schicht) beträgt demnach 0,94 Prozent.

---

[137] BMG, 2011.

14. Allerdings lassen sich gleichzeitig deutliche Strukturverschiebungen zwischen einzelnen Marktsegmenten erkennen. Während die Umsätze im *zahnerhaltenden* Leistungsbereich bis 2030 jährlich um 1,18 Prozent steigen, zeigen sich im *zahnersetzenden* Leistungsbereich bis 2030 rückläufige Umsätze (minus 0,39 Prozent pro Jahr). Trotz der insgesamt abnehmenden Umsätze im *zahnersetzenden* Leistungsbereich nehmen die Umsätze im Zweiten Mundgesundheitsmarkt gleichwohl um etwa 30 Prozent zu. Die prognostizierten Umsätze variieren sehr deutlich in Abhängigkeit vom jeweils zugrunde gelegten Szenario, wobei die Einkommensabhängigkeit des Zweiten Gesundheitsmarktes erwartungsgemäß besonders ausgeprägt ist.

15. Im *zahntechnischen* Leistungsbereich, dessen Umsätze mittelbar von der manifesten Nachfrage im zahnärztlichen Leistungsbereich abhängen, kann im Basisszenario davon ausgegangen werden, dass der Umsatz bis 2030 auf über 6,8 Mrd. Euro steigen wird. Dies entspricht einer Steigerung um 566 Mio. Euro bzw. 9 Prozent gegenüber dem Jahr 2010. Die jährliche Wachstumsrate im zahntechnischen Bereich (2. Schicht) beträgt demnach 0,44 Prozent. Dabei wird das Umsatzplus vollständig vom Zweiten Mundgesundheitsmarkt getragen, während die Umsätze des Ersten Mundgesundheitsmarktes tendenziell rückläufig sind. Mit anderen Worten: Die Umsätze im Ersten Mundgesundheitsmarkt werden bis 2030 zumindest teilweise durch den Zweiten Mundgesundheitsmarkt substituiert.

16. Bei den (in der Regel privat finanzierten) *Mundgesundheitsprodukten im Einzelhandel* (3. Schicht) steigt der Umsatz bis 2030 kräftig auf 2,16 Mrd. Euro. Dies entspricht einer jährlichen Wachstumsrate von 1,81 Prozent.

17. Für die *gesamte Mundgesundheitswirtschaft*, die alle 3 genannten Schichten umfasst, wird für das Jahr 2030 im Basisszenario ein Umsatzvolumen in Höhe von etwa 27 Mrd. Euro prognostiziert. Gegenüber dem Jahr 2010 steigt der Umsatz demnach um 4,3 Mrd. Euro bzw. 22 Prozent. Die prognostizierte jährliche Wachstumsrate der Gesamtumsätze liegt insofern rechnerisch bei etwa 0,87 Prozent. Bei der Interpretation der genannten Wachstumsraten ist im Übrigen immer zu berücksichtigen, dass es sich um nominale, nicht inflationsbereinigte Größen handelt.

18. Die *Bruttowertschöpfung* ist eine gängige Kennzahl für die wirtschaftliche Leistung eines Wirtschaftsbereiches. Hierzu werden aus den Umsätzen die sog. Vorleistungen der vorgelagerten Produktionsstufen herausgerechnet. Für das Basisszenario kommt die Prognose zu dem Ergebnis, dass die Bruttowertschöpfung der deutschen Mundgesundheitswirtschaft bis zum Jahr 2030 um fast 3 Mrd. Euro auf 16,2 Mrd. Euro ansteigen wird. Maßgeblicher Wachstumstreiber ist dabei der

Zweite Gesundheitsmarkt, der voraussichtlich von knapp 4 Mrd. Euro in 2010 auf etwa 6,5 Mrd. Euro in 2030 ansteigen wird. Dies bedeutet, dass mit einem Zuwachs von 2,5 Mrd. Euro fast 85 Prozent der zukünftigen Wachstumseffekte der Mundgesundheitswirtschaft aus dem Zweiten Gesundheitsmarkt resultieren. Stellt man diese Ergebnisse in einen ökonomischen Vergleichsrahmen, so wird ersichtlich, dass die Mundgesundheitswirtschaft in seiner Gesamtheit nicht als „Wachstumstreiber" bezeichnet werden kann. Die geringe Wachstumsdynamik des Ersten Gesundheitsmarktes wirkt hier klar hemmend. Die Analyse verdeutlicht aber auch, dass der überdurchschnittlich stark wachsende Zweite Mundgesundheitsmarkt mit einer jährlichen Wachstumsrate in Höhe von 2,38 Prozent als kraftvoller „Wachstumstreiber" für die Gesamtwirtschaft fungiert.

19. Gleichzeitig besteht in der Mundgesundheitswirtschaft bis zum Jahr 2030 ein zusätzliches *Beschäftigungspotenzial* für schätzungsweise 76.000 Erwerbstätige. Somit könnten im Jahr 2030 fast eine halbe Million Erwerbstätige in der deutschen Mundgesundheitswirtschaft arbeiten. Dies entspricht einem Beschäftigungszuwachs von 18,6 Prozent im Zeitraum von 2010 bis 2030. Unter stabilen Rahmenbedingungen vermag die deutsche Mundgesundheitswirtschaft folglich zur Erhaltung und Sicherung bestehender sowie zur Schaffung neuer Beschäftigungsverhältnisse beitragen. Die Analyse verdeutlicht die große Bedeutung der Mundgesundheitswirtschaft für den deutschen Arbeitsmarkt. Während die Gesamtwirtschaft im Zeitraum bis 2030 tendenziell Stellen abbaut, fungiert die Mundgesundheitswirtschaft mit einem jährlichen Beschäftigungszuwachs in Höhe von 0,86 Prozent als „Beschäftigungstreiber" für die Gesamtwirtschaft.

20. Im Fazit lassen die Ergebnisse den Schluss zu, dass die deutsche Mundgesundheitswirtschaft unter stabilen gesellschaftlichen, wirtschaftlichen und gesundheitspolitischen Rahmenbedingungen bis 2030 voraussichtlich weiter expandieren wird. Deutlich wurde jedoch auch, dass nicht alle Marktsegmente im gleichen Maße an diesem Umsatzwachstum teilhaben werden. Die demographische Alterung der Gesellschaft sowie die verstärkten Präventionsanstrengungen der Zahnmedizin bedingen eine Verschiebung der oralen Morbiditätsstrukturen, die sich entsprechend in den wirtschaftlichen Rahmendaten der einzelnen Marktsegmente widerspiegeln. Sehr deutlich wurde, dass die positiven Wachstums- und Beschäftigungswirkungen der Mundgesundheitswirtschaft zum weit überwiegenden Teil im frei finanzierten Zweiten Gesundheitsmarkt generiert werden. Der Anteil des Zweiten Gesundheitsmarktes am gesamten Mundgesundheitsmarkt wird insofern gemäß Basisszenario von aktuell 29,6 Prozent auf 39,8 Prozent im Jahr 2030 kräftig steigen. Klar ist aber ebenso, dass die Mundgesundheitswirtschaft auch im Jahr 2030 weiterhin ein starkes Standbein im Ersten Gesundheitsmarkt benötigt.

Abbildungsverzeichnis

Abbildung 2.1: Verteilung der volkswirtschaftlichen Ressourcen auf konkurrierende Verwendungszwecke 13

Abbildung 3.1: Altersaufbau der Bevölkerung in Deutschland 20

Abbildung 3.2: GKV-Ausgaben für Zahnbehandlung nach dem Alter (in Euro/Kopf) 24

Abbildung 3.3: GKV-Ausgaben und beitragspflichtige Einkommen (1991 = 100) 29

Abbildung 4.1: Schichtenmodell der Gesundheitswirtschaft 33

Abbildung 4.2: Teilzeitquoten in der Mundgesundheitswirtschaft 38

Abbildung 4.3: Schichtenmodell der Mundgesundheitswirtschaft 40

Abbildung 5.1: Abgrenzung der Gesundheitsmärkte 44

Abbildung 5.2: Umsatzentwicklung nach klassischer Abgrenzung des Ersten und Zweiten Mundgesundheitsmarkts (in Mrd. Euro) 47

Abbildung 5.3: Umsatzentwicklung nach klassischer Abgrenzung des Ersten und Zweiten Mundgesundheitsmarkts – nur zahnärztliche Leistungen (in Mrd. Euro) 47

Abbildung 5.4: Umsatzentwicklung nach klassischer Abgrenzung des Ersten und Zweiten Mundgesundheitsmarkts – nur zahntechnische Leistungen (in Mrd. Euro) 48

Abbildung 5.5: Umsatzentwicklung nach alternativer Abgrenzung des Ersten und Zweiten Mundgesundheitsmarkts (in Mrd. Euro) 50

Abbildung 5.6: Umsatzentwicklung nach alternativer Abgrenzung des Ersten und Zweiten Mundgesundheitsmarkts – nur zahnärztliche Leistungen (in Mrd. Euro) 51

Abbildung 5.7: Umsatzentwicklung nach alternativer Abgrenzung des Ersten und Zweiten Mundgesundheitsmarkts – nur zahntechnische Leistungen (in Mrd. Euro) 51

Abbildung 5.8: Indexierte Umsatzentwicklung der Mundgesundheitswirtschaft nach klassischer Abgrenzung – normiert auf das Jahr 1996 53

Abbildung 5.9: Indexierte Umsatzentwicklung der Mundgesundheitswirtschaft nach alternativer Abgrenzung – normiert auf das Jahr 1996 53

Abbildung 6.1: Kausale Kette des Wachstums der Mundgesundheitswirtschaft 56

Abbildung 6.2: Punktwertentwicklung für den Zeitraum von 1996 bis 2008 71

Abbildung 6.3: Umsatzvolumen von Körperpflegemitteln in Deutschland im Jahr 2008 und 2009 nach Produktgruppen (in Mio. Euro) 77

Abbildung 6.4: Umsatzvolumen von Mundpflegegeräten in Deutschland in den Jahren 2007 bis 2009 (in Mio. Euro) 77

Abbildung 7.1: Aggregiertes Umsatzvolumen des zahnärztlichen Leistungsbereichs für den Zeitraum von 1998 bis 2030 (in Mio. Euro) 81

Abbildung 7.2: Disaggregiertes Umsatzvolumen der zahnärztlichen Leistungsbereiche für den Zeitraum von 1998 bis 2030 (in Mio. Euro) 82

Abbildung 7.3: Disaggregiertes Umsatzvolumen der zahnärztlichen Leistungsbereiche für den Zeitraum von 2010 bis 2030 (in Mio. Euro) 85

Abbildung 7.4: Umsatzvolumen des zahntechnischen Leistungsbereichs für den Zeitraum von 1998 bis 2030 (in Mio. Euro) 87

Abbildung 7.5: Prozentuale Anteile der 3 Schichten am Gesamtumsatz der Mundgesundheitswirtschaft für das Jahr 2030 91

Abbildung 7.6: Umsatzentwicklung des Ersten und Zweiten Mundgesundheitsmarktes in Abhängigkeit der Einkommensentwicklung (Korridor) für den Zeitraum von 2010 bis 2030 (in Mio. Euro) 92

Abbildung 7.7: Bruttowertschöpfung der Mundgesundheitswirtschaft für den Zeitraum von 1998 bis 2030 (in Mio. Euro) 94

Tabellenverzeichnis

Tabelle 2.1: Monatliche Konsumausgaben privater Haushalte 2008 für die Gesundheitspflege (in Euro) 16

Tabelle 4.1: Entwicklung des nominalen Bruttoinlandsprodukts (BIP) und der Gesundheitsausgaben von 2000 bis 2008 (in Mrd. Euro) 31

Tabelle 4.2: Gesundheitsausgaben nach Einrichtungen für den Zeitraum von 1996 bis 2008 (in Mrd. Euro) 36

Tabelle 4.3: Beschäftigungsentwicklung in der Mundgesundheitswirtschaft im Zeitraum 2000 bis 2009 38

Tabelle 4.4: Beschäftigungsentwicklung in der Mundgesundheitswirtschaft im Zeitraum 2000 bis 2009 – gemessen in Vollzeitäquivalenten 39

Tabelle 6.1: Veränderungsraten der erforderlichen zahnärztlichen Behandlungszeit zur Deckung des objektiven Behandlungsbedarfs nach Leistungsgruppen 62

Tabelle 6.2: Langfristige Entwicklung des nominalen Bruttoinlandsprodukts pro Kopf – normiert auf das Jahr 1996 65

Tabelle 6.3: Langfristige Entwicklung des inversen Gini-Koeffizienten (iGK) – normiert auf das Jahr 1996 66

Tabelle 6.4: Veränderungsraten des verteilungsadjustierten Bruttoinlandsprodukts je Einwohner 66

Tabelle 6.5: Umsatzvolumen nach zahnärztlichen Leistungsbereichen der Mundgesundheitswirtschaft für den Zeitraum von 1996 bis 2008 (in Mrd. Euro) 74

Tabelle 6.6: Umsatzvolumen im zahntechnischen Leistungsbereich der Mundgesundheitswirtschaft für den Zeitraum von 1996 bis 2008 (in Mrd. Euro) 75

Tabelle 7.1: Umsatzvolumen zahnärztlicher Leistungsbereich
(in Mio. Euro) 84

Tabelle 7.2: Umsatzvolumen des zahntechnischen Leistungsbereichs
(in Mio. Euro) 88

Tabelle 7.3: Umsatzvolumen Mundgesundheitsprodukte im
Einzelhandel (in Mio. Euro) 90

Tabelle 7.4: Umsatzvolumen gesamte Mundgesundheitswirtschaft
(in Mio. Euro) 90

Tabelle 7.5: Vorleistungsquoten in der Mundgesundheitswirtschaft
für das Jahr 2008 93

Tabelle 7.6: Bruttowertschöpfung gesamte Mundgesundheitswirtschaft (in Mio. Euro) 96

Tabelle 7.7: Beschäftigungsentwicklung in der Mundgesundheitswirtschaft im Zeitraum 2010 bis 2030 98

Literaturverzeichnis

Acemoglu, D., Finkelstein, A., Notowidigdo, M. J.: Income And Health Spending: Evidence From Oil Price Shocks. NBER Working Paper Series 14744 [http://www.nber.org/papers/w14744.pdf], Cambridge, 2009

Baker, L. C., Wheeler, S. K.: Managed Care and technology diffusion: the case of MRI. Health Affairs 17:5, 2000, S. 195–207

Bauer, J., Neumann, T., Saekel, R.: Zahnmedizinische Versorgung in Deutschland – Mundgesundheit und Versorgungsqualität – eine kritische Bestandsaufnahme. Bern, 2009

Bayerische Landeszahnärztekammer: Bayerische Tabelle 2009 für die Zahnarztpraxis. http://www.blzk.de/service/shop/down.asp?i=340, aufgerufen am 13. Dezember 2011

BMG, Bundesministerium für Gesundheit: Zukunftskongress Gesundheitswirtschaft: Zahlen und Fakten. 2010, http://www.gesundheitspolitik.net/01_gesundheitssystem/statistik/gesundheitswesen/Gesundheitswirtschaft-Zahlen-Fakten-BMG-v1004.pdf, aufgerufen am 20.06.2011

BMG, Bundesministerium für Gesundheit: Erste Verordnung zur Änderung der Gebührenordnung für Zahnärzte (GOZ). 2011, http://www.bmg.bund.de/fileadmin/dateien/Downloads/Gesetze_und_Verordnungen/Laufende_Verfahren/G/GOZ_Kabinettbeschluss.pdf, aufgerufen am 23. November 2011

Brecht, J. G., Meyer, V. P., Micheelis, W.: Prognose der Zahnärztezahl und des Bedarfs an zahnärztlichen Leistungen bis zum Jahr 2030. Überprüfung und Erweiterung des Prognosemodells PROG20. IDZ-Information 1/2009, Köln, 2009

Breyer, F., Ulrich, V.: Gesundheitsausgaben, Alter und medizinischer Fortschritt: Eine Regressionsanalyse. In: Jahrbücher für Nationalökonomie und Statistik, Bd. 220, S. 1-17, Greifswald, 2000

Breyer, F., Zweifel, P., Kifmann, M.: Gesundheitsökonomik. 5. Aufl., Berlin – Heidelberg – New York, 2005

Buchner, F.: Versteilerung von Ausgabenprofilen in der Krankenversicherung, Baden-Baden, 2002

Bundeszahnärztekammer: Statistisches Jahrbuch 2009/2010, Berlin, 2010

Burner, S. T., Waldo, D. R., McKusick, D. R.: National Health Expenditures Through 2030. Health care financing review 14:1, 1992, S. 1–29

Cassel, D.: Demographischer Wandel – Folgen für die Gesetzliche Krankenversicherung. Wirtschaftsdienst 81:2, 2001, S. 87–91

Claussen, W: Gesundheit vor Ort – Ein Thema für die Raumplanung. Raumplanung Heft 123, 2005, S. 264–268

Dahlbeck, E., Hilbert, J., Potratz, W.: Gesundheitswirtschaftsregionen im Vergleich: Auf der Suche nach erfolgreichen Entwicklungsstrategien. In: Institut Arbeit und Technik (Hrsg.): IAT Jahrbuch 2003/2004, S. 82–102, Gelsenkirchen, 2004

DBResearch, Deutsche Bank Research: Demografische Entwicklung begünstigt Mediziner. Aktuelle Themen 356 vom 12.6.2006, Frankfurt am Main, 2006

DBResearch, Deutsche Bank Research: Gesundheitswirtschaft im Aufwind. Aktuelle Themen 481 vom 3.5.2010, Frankfurt am Main, 2010

Destatis, Statistisches Bundesamt: Bevölkerung Deutschlands bis 2050. 11. Koordinierte Bevölkerungsvorausberechnung., Wiesbaden, 2006

Destatis, Statistisches Bundesamt: Gesundheit. Krankheitskosten. 2002, 2004, 2006 und 2008. Fachserie 12, Reihe 7.2, vom 11.8.2010, Wiesbaden, 2010

Destatis, Statistisches Bundesamt: Gesundheit. Personal. 2000 bis 2009. Fachserie 12, Reihe 7.3.2, vom 11.8.2010, Wiesbaden, 2010a

Destatis, Statistisches Bundesamt: Wirtschaftsrechnungen. Einkommens- und Verbrauchsstichprobe. Einnahmen und Ausgaben privater Haushalte. 2008. Fachserie 15, Heft 4, vom 24.9.2010, Wiesbaden, 2010b

Destatis, Statistisches Bundesamt: Statistisches Jahrbuch 2010, Wiesbaden, 2010c

Destatis, Statistisches Bundesamt – GENESIS-Online: Gesundheitsausgabenrechnung. Deutschland. (nach Einrichtungen von 1992–2009). https://www-genesis.destatis.de/genesis/online/data;jsessionid=6A78C9B495AEE0BCF802FD1DCC3E6365.tomcat_GO_1_2?operation=abruftabelleBearbeiten&levelindex=2&levelid=1323100310467&auswahloperation=abruftabelleAuspraegungAuswaehlen&auswahlverzeichnis=ordnungsstruktur&auswahlziel=werteabruf&selectionname=23611-0003&auswahltext=&werteabruf=starten, zuletzt aufgerufen am 17.11.2011, 2011

Di Matteo, L., Di Matteo, R.: Evidence on the determinants of Canadian provincial government health expenditures: 1965–1991. Journal of Health Economics 17:2, 1998, S. 211–228

Douglass, C. W., Watson, A. J.: Future needs for fixed and removable partial dentures in the United States. The Journal of Prosthetic Dentistry 87:1, 2002, S. 9–14

Eurostat: Tabellen ILC_DI12 = Gini-Koeffizient und ILC_DI01 = Einkommensverteilung nach Quantilen. 2010, http://epp.eurostat.ec.europa.eu/portal/page/portal/income_social_inclusion_living_conditions/data/main_tables, aufgerufen am 20.06.2011

Fachinger, U., Henke, K.-D.: Der private Haushalt als Gesundheitsstandort. Theoretische und empirische Analysen. Baden-Baden, 2010

Felder, S.: Lebenserwartung, medizinischer Fortschritt und Gesundheitsausgaben: Die Empirie, Plenumsvortrag auf der Jahrestagung des Vereins für Socialpolitik am 28. September 2005, Bonn, 2005

Fogel, R.: Forecasting the Cost of U.S. Healthcare. http://www.american.com/archive/2009/september/forecasting-the-cost-of-u-s-healthcare, The Online Magazine of the American Enterprise Institute, 2009

Fürstenberg, T., Haustein, R., Albrecht, M.: Vertragszahnärztliche Vergütung. Bestehende und zukünftige Wettbewerbsunterschiede durch die vertragszahnärztliche Vergütung unter Berücksichtigung des Gesundheitsfonds. Kurzstudie für den Verband der Angestellten-Krankenkassen e. V. IGES Institut (Hrsg.), Berlin, 2007

GBE-Bund, Gesundheitsberichterstattung des Bundes: Abrechnungsstatistik (vertragszahnärztliche Versorgung) – Methodik [generell]. Abrechnungsstatistik/Einzelleistungsstatistik (vertragszahnärztliche Versorgung). http://www.gbebund.de/gbe 10/abrechnung.prc_abr_test_logon?p_uid=gasts&p_aid=&p_knoten=FID&p_spra che=D&p_suchstring=8134::Gesundheitsausgaben, aufgerufen am 26.08.2010

Gerdtham, U.-G., Löthgren, M.: On stationarity and cointegration of international health expenditure and GDP. Journal of Health Economics 19:4, 2000, S. 461–475

Gerdtham, U.-G., Søgaard, J., Andersson, F., Jönsson B.: An econometric analysis of health care expenditure: a cross-section study of the OECD countries. Journal of Health Economics 11:1, 1992, S. 63–84

Glastetter, W.: Konjunktur- und Wachstumspolitik. Mannheim, 1993

GOÄ, Gebührenordnung für privatärztliche Leistungen (von 1982). http://www.gesetze-im-internet.de/bundesrecht/go__1982/gesamt.pdf, aufgerufen am 14. Dezember 2011

GOZ, Gebührenordnung für Zahnärzte (von 1987). http://www.gesetze-im-internet.de/bundesrecht/goz_1987/gesamt.pdf, aufgerufen am 14. Dezember 2011

Henke, K.-D.,: Gesundheitsausgaben in der Bundesrepublik Deutschland: Ein zu hoher Preis für die Gesundheitsversorgung? In: Ferber, C. v., Reinhardt, U. E., Schaefer, H., Thiemeyer T. und Wissenschaftliches Institut der Ortskrankenkassen (Hrsg.), Kosten und Effizienz im Gesundheitswesen. Gedenkschrift für Ulrich Geißler. München, 1985, S. 477–493

Henke, K.-D., Cobbers, B., Georgi, A., Schreyögg, J.: Die Berliner Gesundheitswirtschaft: Perspektiven für Wachstum und Beschäftigung. 2. Aufl., Berlin 2006

Henke, K.-D., Reimers, L.: Zum Einfluss von Demographie und medizinisch-technischem Fortschritt auf die Gesundheitsausgaben. No 2006/8, Discussion Papers from Technische Universität Berlin, School of Economics and Management, Econ-Papers: http://econpapers.repec.org/paper/zbwtubsem/20068.htm, 2006

Henke, K.-D., Neumann, K., Schneider, M.: Erstellung eines Satellitenkontos für die Gesundheitswirtschaft in Deutschland. Baden-Baden, 2010

Hilbert, J., Fretschner, R.: REPORT. Gesundheitswirtschaft im Mittleren Ruhrgebiet. Institut Arbeit und Technik (IAT) (Hrsg.), Gelsenkirchen, 2004

Hilbert, J.,: Gestern Bremsklotz – morgen Motor für die Beschäftigung? Magazin Mitbestimmung der Hans-Böckler-Stiftung 52:11, 2006, S. 32–35

IKW, Industrieverbands Körperpflege- und Waschmittel: Jahresbericht 2010.2011, http://de.statista.com/statistik/daten/studie/166772/umfrage/umsatz-des-koerper pflegemittelmarkts-seit-2007/, http://www.ikw.org/pdf/broschueren/IKW_Jahresbe richt_1011.pdf, 2011

Jacobs, K., Kniesche, A., Reschke, P.: Ausgabenprofile nach Alter und Geschlecht in der gesetzlichen Krankenversicherung. Forschungsvorhaben im Auftrag des Bundesministeriums für Gesundheit zur Durchführung des Risikostrukturausgleichs. IGES-Arbeitspapier Nr. 93-59, Institut für Gesundheits- und Sozialforschung (IGES) (Hrsg.), Berlin, 1993

Jaffe, A. B., Trajtenberg, M.,: Patents, citations, and innovations: a window on the knowledge economy. Cambridge, 2002

Kartte, J., Neumann, K.: Der zweite Gesundheitsmarkt. Die Kunden verstehen, Geschäftschancen nutzen. Studie, Roland Berger Strategy Consultants (Hrsg.), München, 2007

Klingenberger, D., Micheelis, W.: Nachfrage zahnprothetischer Leistungen unter Berücksichtigung sozioökonomischer Einflussgrößen. Ergebnisse aus einer Sekundäranalyse von Daten der Dritten Deutschen Mundgesundheitsstudie (DMS III). ZWR 112:3, 2003, S. 81–90 (Teil 1), ZWR 112:4, 2003, S. 134–140 (Teil 2)

Klingenberger, D., Micheelis, W.: Befundbezogene Festzuschüsse als innovatives Steuerungsinstrument in der Zahnmedizin. Systemtheoretische Einordnung und empirische Befunde. IDZ-Forschungsbericht. Köln, 2005

Klingenberger, D., Becker, W.: Ökonomische Analyse der Ausgangsbedingungen, Verlaufsmuster und Erfolgsfaktoren von zahnärztlichen Existenzgründungen – Ergebnisse der dritten Befragungswelle (AVE-Z-3). IDZ-Information, Nr. 3/2008, Köln, 2008

Klingenberger, D., Kiencke, P., Köberlein, J., Liedmann, I., Rychlik, R.: Dentaltourismus und Auslandszahnersatz. Empirische Zahlungsbereitschaftsanalysen auf der Grundlage repräsentativer Stichproben im Jahr 2008. IDZ-Materialienreihe Bd. 32, Köln, 2009

Klingenberger, D., Schwarte, A.: Investitionen bei der zahnärztlichen Existenzgründung 2010 (InvestMonitor Zahnarztpraxis). IDZ-Information Nr. 4/2011, Köln, 2011

Kuhlmann, E.,: Profession und Geschlechterdifferenz. Eine Studie über die Zahnmedizin. Opladen, 1999

Kulke, E.: Wirtschaftsgeographie. Paderborn, 2004

KZBV, Kassenzahnärztliche Bundesvereinigung: BEMA - Einheitlicher Bewertungsmaßstab für zahnärztliche Leistungen gemäß § 87 Abs. 2 und 2d SGB V (Stand: 16.11.2005). http://www.kzbv.de/index.download.cc07ff80401278627bc7ec86236a2283.pdf, aufgerufen am 13. Dezember 2011

KZBV, Kassenzahnärztliche Bundesvereinigung: Jahrbuch 2008: Statistische Basisdaten zur vertragszahnärztlichen Versorgung. Köln, 2008

KZBV, Kassenzahnärztliche Bundesvereinigung: Jahrbuch 2009. Statistische Basisdaten zur vertragszahnärztlichen Versorgung. Köln, 2009

KZBV, Kassenzahnärztliche Bundesvereinigung: Jahrbuch 2010. Statistische Basisdaten zur vertragszahnärztlichen Versorgung. Köln, 2010

Meyer, V. P., Micheelis, W., Brecht, J. G.: Zahnärztezahlen und Leistungsvolumen bis zum Jahr 2030 – ein Prognosemodell für Deutschland. Deutsche Zahnärztliche Zeitschrift 65:7, 2010, S. S. 347–356

Micheelis, W., Bergmann-Krauss, B., Reich, E.: Rollenverständnisse von Zahnärztinnen und Zahnärzten in Deutschland zur eigenen Berufsausübung – Ergebnisse einer bundesweiten Befragungsstudie. IDZ-Information 1/2010, Köln 2010

Micheelis, W., Meyer, V. P.: Arbeitswissenschaftliche Beanspruchungsmuster zahnärztlicher Dienstleistungen (BAZ-II). IDZ-Materialienreihe Bd. 27, Köln, 2002

Micheelis, W., Schiffner, U.: Vierte Deutsche Mundgesundheitsstudie (DMS IV), IDZ Materialienreihe Bd. 31, Köln, 2006

Mühlhausen, C.: Future Health. Der „Megatrend Gesundheit" und die Wellness-Gesellschaft. Kelkheim, 2002

Oberender, P. O., Hebborn, A., Zerth, J.: Wachstumsmarkt Gesundheit. 3., überarb. u. aktual. Aufl., Stuttgart, 2010

Okunade, A. A.: Concepts, measures, and models of technology and technical progress in medical care and health economics. The Quarterly Review of Economics and Finance 44:3, 2004, S. 363–368

Okunade, A. A., Murthy, V. N. R.: Technology as a „major driver" of health care costs: a cointegration analysis of the Newhouse conjecture. Journal of Health Economics 21:1, 2002, S. 147–159

Ostwald, D. A.: Wachstums- und Beschäftigungseffekte der Gesundheitswirtschaft in Deutschland. Berlin, 2009

Ostwald, D. A., Ranscht, A.: Wachstums- und Beschäftigungspotenziale der Gesundheitswirtschaft in Berlin-Brandenburg. Berlin, 2007

Peden, E. A., Freeland, M. S.: A Historical analysis of medical spending growth. 1960–1993. Health Affairs 14:2, 1995, S. 235–247

Pfeifer, C.: Betriebliche Determinanten von Teilzeitarbeit, Mini- und Midi-Jobs: Eine theoretische und empirische Analyse mit niedersächsischen Betriebsdaten. Diskussionspapier Nr. 324. Universität Hannover, Oktober 2005

Pimpertz, J.: Ausgabentreiber in der Gesetzlichen Krankenversicherung. IW-trends – Vierteljahresschrift zur empirischen Wirtschaftsforschung 37, Heft 2/2010, Institut der deutschen Wirtschaft, Köln 2010

PKV, Verband der Privaten Krankenversicherung: Zahlenbericht der privaten Krankenversicherung 2008/2009. Köln/Berlin, 2009

Ranscht, A.: Quantifizierung regionaler Wachstums- und Beschäftigungseffekte der Gesundheitswirtschaft – am Beispiel ausgewählter Metropolregionen. Berlin, 2009

Rauscher, M., Kopetsch, T.: Zur Einkommenselastizität der Nachfrage nach Gesundheitsleistungen – Eine Analyse von Querschnittsdaten. Schmollers Jahrbuch 126:1, 2006, S. 59–83

Rürup, B.: Was kostet die Gesundheit 2030. Demografie und Krankenversicherung. Gesundheit und Gesellschaft 10:3, 2007, S. 22–29

Sachverständigenrat für die Konzertierte Aktion im Gesundheitswesen (SVR Gesundheit): Gesundheitswesen in Deutschland: Kostenfaktor und Zukunftsbranche. Bd. 1: Demographie, Morbidität, Wirtschaftlichkeitsreserven und Beschäftigung. Baden-Baden, 1996

Sachverständigenrat für die Konzertierte Aktion im Gesundheitswesen (SVR Gesundheit): Bedarfsgerechtigkeit und Wirtschaftlichkeit: Bd. III: Über-, Unter- und Fehlversorgung. Baden-Baden, 2002

Sachverständigenrat für die Konzertierte Aktion im Gesundheitswesen (SVR Gesundheit): Bedarfsgerechtigkeit und Wirtschaftlichkeit: Bd. III: Über-, Unter- und Fehlversorgung. III.4: Zahn-, Mund- und Kieferkrankheiten. Baden-Baden, 2002a

Sachverständigenrat zur Begutachtung der Entwicklung im Gesundheitswesen (SVR Gesundheit): Sondergutachten 2009. Koordination und Integration – Gesundheitsversorgung in einer Gesellschaft des längeren Lebens. Baden-Baden, 2010

Sachverständigenrat zur Begutachtung der gesamtwirtschaftlichen Entwicklung (SVR): Jahresgutachten 2009/10. Die Zukunft nicht aufs Spiel setzen. Wiesbaden, 2009

Schlander, M., Schwarz, O., Thielscher, C.: Gesundheitsausgaben in Deutschland: Eine makroökonomischen Analyse ihrer langfristigen Finanzierbarkeit. In: Kremin-Buch, B., Unger, F., Walz, H., Häusler, E. (Hrsg.): Gesundheitsökonomie – Eine Langfristorientierung. Sternenfels, 2005, S. 83–129

Schulenburg, J.-M. Graf v. d.: Leuchttürme einer rationalen Gesundheitspolitik. Vortragsmanuskript. Hannover, 2004

Schulenburg, J.-M. Graf v. d., Claes, C.: Neue Honorierung in der privatzahnärztlichen Versorgung. Klare Trennung zwischen Liquidation und Erstattung. Köln/München, 2000

Shactman, D., Altman, S. H., Eilat, E., Thorpe, K. E., Doonan, M.: The outlook for hospital spending. Health Affairs 22:6, 2003, S. 12–26

Solow, R. M.: Technical Change and the Aggregate Production Function. Review of Economics and Statistics 39:3, 1957, S. 312–320

Straubhaar, T., Geyer, G., Locher, H., Pimpertz, J., Vöpel, H.: Wachstum und Beschäftigung im Gesundheitswesen. Beschäftigungswirkungen eines modernen Krankenversicherungssystems. Baden-Baden, 2006

United Nations: Replacement Migration: Is It a Solution to Declining and Ageing Populations? 2001

VDDI, Verband der Deutschen Dental-Industrie: Die Deutsche Dentalindustrie, Zahlen und Fakten, http://www.vddi.de/index.php?id=38, aufgerufen am 14. Dezember 2011

Weil, T. P.: Comparisons of medical technology in Canadian, German, and US Hospitals. Hospital & Health Services Administration 40:4, 1995, 524–533

Weitkamp, J., Klingenberger, D.: Die gesamtwirtschaftliche Wertschöpfung der Zahnmedizin. In: Ulrich, V., Ried, W. (Hrsg.): Effizienz, Qualität und Nachhaltigkeit im Gesundheitswesen. Theorie und Politik öffentlichen Handelns, insbesondere in der Krankenversicherung. Baden-Baden, 2007, S. 917–921

Wissenschaftsrat: Empfehlungen zur Weiterentwicklung der ambulanten Universitätsmedizin in Deutschland. Drs. 10052-10. Berlin, 2010

ZVEI, Zentralverbands der Elektrotechnik- und Elektronikindustrie: Zahlenspiegel 2011 des deutschen Elektro-Hausgerätemarktes. https://www.zvei.org/fachver baende/elektro_haushalt_kleingeraete/publikationen/?no_cache=1&tx_ZVEIpub

Fachverbaende_pi1%5Bdownload%5D=964&type=98, http://de.statista.com/statistik/daten/studie/155280/umfrage/umsatz-mit-mundpflegegeraeten-in-deutschland-seit-2007/, 2011

Zweifel, P., Felder, S., Meiers, M.: Ageing of population and health care expenditures: A red herring? Health Economics 8:6, 1999, S. 485–496

Zweifel, P., Felder, S., Werblow, A.: Population Ageing and Health Care Expenditure: New Evidence on the „Red Herring". The Geneva Papers on Risk and Insurance – Issues and Practice 29:4, 2004, S. 652–666

Veröffentlichungen des Instituts der Deutschen Zahnärzte

Stand: Januar 2012

Materialienreihe

Amalgam – Pro und Contra. Gutachten – Referate – Statements – Diskussion. Wissenschaftliche Bearbeitung und Kommentierung von G. Knolle, IDZ-Materialienreihe Bd. 1, 3. erweiterte Aufl., ISBN 3-7691-7830-0, Deutscher Ärzte-Verlag, 1992

Parodontalgesundheit der Hamburger Bevölkerung. Epidemiologische Ergebnisse einer CPITN-Untersuchung. G. Ahrens/J. Bauch/K.-A. Bublitz/ I. Neuhaus, IDZ-Materialienreihe Bd. 2, ISBN 3-7691-7812-2, Deutscher Ärzte-Verlag, 1988

Zahnarzt und Praxiscomputer. Ergebnisse einer empirischen Erhebung. S. Becker/F. W. Wilker, unter Mitarbeit von W. Micheelis, IDZ-Materialienreihe Bd. 3, ISBN 3-7691-7813-0, Deutscher Ärzte-Verlag, 1988

Der Zahnarzt im Blickfeld der Ergonomie. Eine Analyse zahnärztlicher Arbeitshaltungen. W. Rohmert/J. Mainzer/P. Zipp, IDZ-Materialienreihe Bd. 4, 2. unveränderte Aufl., ISBN 3-7691-7814-9, Deutscher Ärzte-Verlag, 1988

Möglichkeiten und Auswirkungen der Förderung der Zahnprophylaxe und Zahnerhaltung durch Bonussysteme. M. Schneider, IDZ-Materialienreihe Bd. 5, ISBN 3-7691-7815-7, Deutscher Ärzte-Verlag, 1988

Mundgesundheitsberatung in der Zahnarztpraxis. T. Schneller/D. Mittermeier/D. Schulte am Hülse/W. Micheelis, IDZ-Materialienreihe Bd. 6, ISBN 3-7691-7817-3, Deutscher Ärzte-Verlag, 1990

Aspekte zahnärztlicher Leistungsbewertung aus arbeitswissenschaftlicher Sicht. M. Essmat/W. Micheelis/G. Rennenberg, IDZ-Materialienreihe Bd. 7, ISBN 3-7691-7819-X, Deutscher Ärzte-Verlag, 1990

Wirtschaftszweig Zahnärztliche Versorgung. E. Helmstädter, IDZ-Materialienreihe Bd. 8, ISBN 3-7691-7821-1, Deutscher Ärzte-Verlag, 1990

Bedarf an Zahnärzten bis zum Jahre 2010. E. Becker/F.-M. Niemann/ J. G. Brecht/F. Beske, IDZ-Materialienreihe Bd. 9, ISBN 3-7691-7823-8, Deutscher Ärzte-Verlag, 1990

Der Praxiscomputer als Arbeitsmittel. Prüfsteine und Erfahrungen. M. Hildmann, unter Mitarbeit von W. Micheelis, IDZ-Materialienreihe Bd. 10, ISBN 3-7691-7824-6, Deutscher Ärzte-Verlag, 1991

Mundgesundheitszustand und -verhalten in der Bundesrepublik Deutschland. Ergebnisse des nationalen IDZ-Survey 1989. Gesamtbearbeitung: W. Micheelis, J. Bauch, mit Beiträgen von J. Bauch/P. Dünninger/ R. Eder-Debye/J. Einwag/J. Hoeltz/K. Keß/R. Koch/W. Micheelis/R. Naujoks/ K. Pieper/E. Reich/E. Witt, IDZ-Materialienreihe Bd. 11.1, ISBN 3-7691-7825-4, Deutscher Ärzte-Verlag, 1991

Oral Health in Germany: Diagnostic Criteria and Data Recording Manual. Instructions for examination and documentation of oral health status. – With an appendix of the sociological survey instruments for the assessment of oral health attitudes and behavior. J. Einwag/K. Keß/E. Reich, IDZ-Materialienreihe Bd. 11.2, ISBN 3-7691-7826-2, Deutscher Ärzte-Verlag, 1992

Mundgesundheitszustand und -verhalten in Ostdeutschland. Ergebnisse des IDZ-Ergänzungssurvey 1992. Gesamtbearbeitung: W. Micheelis, J. Bauch, mit Beiträgen von J. Bauch/A. Borutta/J. Einwag/J. Hoeltz/W. Micheelis/P. Potthoff/E. Reich/H. Stechemesser, IDZ-Materialienreihe Bd. 11.3, ISBN 3-7691-7834-3, Deutscher Ärzte-Verlag, 1993

Risikogruppenprofile bei Karies und Parodontitis. Statistische Vertiefungsanalysen der Mundgesundheitsstudien des IDZ von 1989 und 1992. Gesamtbearbeitung: W. Micheelis, E. Schroeder, mit Beiträgen von J. Einwag/W. Micheelis/P. Potthoff/E. Reich/E. Schroeder, IDZ-Materialienreihe Bd. 11.4, ISBN 3-7691-7839-4, Deutscher Ärzte-Verlag, 1996

Psychologische Aspekte bei der zahnprothetischen Versorgung. Eine Untersuchung zum Compliance-Verhalten von Prothesenträgern. T. Schneller/R. Bauer/W. Micheelis, IDZ-Materialienreihe Bd. 12, 2. unveränderte Aufl., ISBN 3-7691-7829-7, Deutscher Ärzte-Verlag, 1992

Gruppen- und Individualprophylaxe in der Zahnmedizin. Ein Handbuch für die prophylaktische Arbeit in Kindergarten, Schule und Zahnarztpraxis. Gesamtbearbeitung: N. Bartsch, J. Bauch, mit Beiträgen von N. Bartsch/ J. Bauch/K. Dittrich/G. Eberle/J. Einwag/H. Feser/K.-D. Hellwege/E. H. Hörschelmann/K. G. König/C. Leitzmann/F. Magri/J. Margraf-Stiksrud/W.

Micheelis/H. Pantke/E. Reihlen/R. Roehl/F. Römer/H. P. Rosemeier/T. Schneller, IDZ-Materialienreihe Bd. 13, ISBN 3-7691-7829-9, Deutscher Ärzte-Verlag, 1992

Betriebswirtschaftliche Entscheidungshilfen durch den Praxiscomputer. E. Knappe/V. Laine/P. Klein/S. Schmitz, IDZ-Materialienreihe Bd. 14, ISBN 3-7691-7831-9, Deutscher Ärzte-Verlag, 1992

Qualitätssicherung in der zahnmedizinischen Versorgung. Weißbuch. J. Bauch/J. Becker/E.-A. Behne/B. Bergmann-Krauss/P. Boehme/C. Boldt/ K. Bößmann/K. Budde/D. Buhtz/H.-J. Gronemeyer/K. Kimmel/H.-P. Küchenmeister/W. Micheelis/P. J. Müller/T. Muschallik/C. J. Plöger/M. Schneider/H. Spranger/M. Steudle/B. Tiemann/J. Viohl/K. Walther/W. Walther/J. Weitkamp/P. Witzel, IDZ-Materialienreihe Bd. 15, 2. Aufl., ISBN 3-7691-7837-8, Deutscher Ärzte-Verlag, 1995

Prophylaxe ein Leben lang. Ein lebensbegleitendes oralprophylaktisches Betreuungskonzept. Gesamtbearbeitung: J. Bauch, mit Beiträgen von N. Bartsch/J. Einwag/H.-J. Gülzow/G. Johnke/W. Kollmann/L. Laurisch/J. Margraf-Stiksrud/T. Schneller/K.-P. Wefers, IDZ-Materialienreihe Bd. 16, 2. unveränderte Aufl., ISBN 3-7691-7844-0, Deutscher Ärzte-Verlag, 1998

Streß bei Zahnärzten. Ch. von Quast, IDZ-Materialienreihe Bd. 17, ISBN 3-7691-7840-8, Deutscher Ärzte-Verlag, 1996

Zahnärztliche Qualitätszirkel. Grundlagen und Ergebnisse eines Modellversuches. W. Micheelis/W. Walther/J. Szecsenyi, IDZ-Materialienreihe Bd. 18, 2. unveränderte Aufl., ISBN 3-7691-7846-7, Deutscher Ärzte-Verlag, 1998

Hygiene in der Zahnarztpraxis. Ergebnisse einer Pilotstudie zu den betriebswirtschaftlichen Kosten. V. P. Meyer/D. Buhtz, IDZ-Materialienreihe Bd. 19, ISBN 3-7691-7842-4, Deutscher Ärzte-Verlag, 1998

Amalgam im Spiegel kritischer Auseinandersetzungen. Interdisziplinäre Stellungnahmen zum „Kieler Amalgam-Gutachten". S. Halbach, R. Hickel, H. Meiners, K. Ott, F. X. Reicht, R. Schiele, G. Schmalz, H. J. Staehle, IDZ-Materialienreihe Bd. 20, ISBN 3-7691-7847-5, Deutscher Ärzte-Verlag, 1999

Dritte Deutsche Mundgesundheitsstudie (DMS III). Ergebnisse, Trends und Problemanalysen auf der Grundlage bevölkerungsrepräsentativer Stichproben in Deutschland 1997. Gesamtbearbeitung: W. Micheelis, E. Reich, mit Beiträgen von R. Heinrich/M. John/E. Lenz/W. Micheelis/P. Potthoff/E. Reich/P. A. Reichart/U. Schiffner/E. Schroeder/I. von Törne/K.-P. Wefers, IDZ-Materialienreihe Bd. 21, ISBN 3-7691-7848-3, Deutscher Ärzte-Verlag, 1999

Ökonomische Effekte der Individualprophylaxe. Dokumentation eines computergestützten Simulationsmodells. Ralph Kaufhold, Peter Biene-Dietrich, Uwe Hofmann, Wolfgang Micheelis, Lothar Scheibe, Markus Schneider, IDZ-Materialienreihe Bd. 22, ISBN 3-934280-14-5, Deutscher Zahnärzte Verlag DÄV-Hanser, 1999

Evidence-Based Dentistry. Evidenz-basierte Medizin in der Zahn-, Mund- und Kieferheilkunde. Gesamtbearbeitung: Winfried Walther, Wolfgang Micheelis, IDZ-Materialienreihe Bd. 23, 2. unveränderte Auflage, ISBN 3-934280-18-8, Deutscher Zahnärzte Verlag DÄV, 2003

Arbeitsbelastungen bei Zahnärzten in niedergelassener Praxis. Eine arbeitsmedizinische Bestandsaufnahme zu Wirbelsäulenbelastungen, Berufsdermatosen und Stressfaktoren. V. P. Meyer, R. Brehler, W. H. M. Castro, C. G. Nentwig, unter Mitarbeit von W. Micheelis, IDZ-Materialienreihe Bd. 24, ISBN 3-934280-24-2, Deutscher Zahnärzte Verlag DÄV-Hanser, 2001

Die zahnärztliche Versorgung im Umbruch. Ausgangsbedingungen und Gestaltungsperspektiven. Festschrift zum 20-jährigen Bestehen des Instituts der Deutschen Zahnärzte 1980-2000. Gesamtbearbeitung: W. Micheelis, D. Fink, mit Beiträgen von E. Reich/K. H. Schirbort/P. J. Tettinger/B. Tiemann/E. Wille/F.-J. Willmes, IDZ-Materialienreihe Bd. 25, ISBN 3-934280-25-0, Deutscher Zahnärzte Verlag DÄV-Hanser, 2001

Kostenexplosion durch Prävention? Orale Gesundheitsgewinne im Alter und versorgungspolitische Konsequenzen. Gesamtbearbeitung: S. Ziller, W. Micheelis, mit Beiträgen von R. Biffar, P. Boehme, W. Kirch, A. Künkel, W. Micheelis, D. Oesterreich, E. Reich, M. Schneider, F. W. Schwartz, J. Weitkamp, S. Ziller, IDZ-Materialienreihe Bd. 26, ISBN 3-934280-37-4, Deutscher Zahnärzte Verlag DÄV, 2002

Arbeitswissenschaftliche Beanspruchungsmuster zahnärztlicher Dienstleistungen (BAZ-II). Materialien zur Beanspruchungsdauer und Beanspruchungshöhe ausgewählter Behandlungsanlässe. Gesamtbearbeitung: W. Micheelis, V. P. Meyer, mit Beiträgen von P. Dünninger, M. Essmat, N. Gülden, U. Hofmann, H.-J. Krankenhagen, G. Meißner, V. P. Meyer, W. Micheelis, B. H. Müller, IDZ-Materialienreihe Bd. 27, ISBN 3-934280-51-X, Deutscher Zahnärzte Verlag DÄV, 2002

System der zahnärztlichen Versorgung in Deutschland. The System of Dental Care in Germany. B. Tiemann, D. Klingenberger, M. Weber, IDZ-Materialienreihe Bd. 28, ISBN 3-934280-63-3, Deutscher Zahnärzte Verlag DÄV, 2003

Prognose der Zahnärztezahl und des Bedarfs an zahnärztlichen Leistungen bis zum Jahr 2020. J. G. Brecht, V. P. Meyer, A. Aurbach, W. Micheelis, IDZ-Materialienreihe Bd. 29, ISBN 3-934280-64-1, Deutscher Zahnärzte Verlag DÄV, 2004

Die Gesundheits- und Sozialpolitik der Europäischen Union. B. Tiemann, IDZ-Materialienreihe Bd. 30, ISBN 3-934280-86-2, Deutscher Zahnärzte Verlag DÄV, 2005

Vierte Deutsche Mundgesundheitsstudie (DMS IV). Neue Ergebnisse zu oralen Erkrankungsprävalenzen, Risikogruppen und zum zahnärztlichen Versorgungsgrad in Deutschland 2005. Gesamtbearbeitung: W. Micheelis, U. Schiffner, mit Beiträgen von T. Hoffmann/M. John/T. Kerschbaum/W. Micheelis/P. Potthoff/E. Reich/U. Reis/F. Reiter/U. Schiffner/E. Schroeder, IDZ-Materialienreihe Bd. 31, ISBN 978-3-934280-94-3, Deutscher Zahnärzte Verlag DÄV, 2006

Dentaltourismus und Auslandszahnersatz. D. Klingenberger, P. Kiencke, J. Köberlein, I. Liedmann, R. Rychlik. IDZ-Materialienreihe Bd. 32, ISBN 978-3-7691-3426-1, Deutscher Zahnärzte Verlag DÄV, 2009

Broschürenreihe

Zur medizinischen Bedeutung der zahnärztlichen Therapie mit festsitzendem Zahnersatz (Kronen und Brücken) im Rahmen der Versorgung. T. Kerschbaum, IDZ-Broschürenreihe Bd. 1, ISBN 3-7691-7816-5, Deutscher Ärzte-Verlag, 1988

Zum Stand der EDV-Anwendung in der Zahnarztpraxis. Ergebnisse eines Symposions. IDZ-Broschürenreihe Bd. 2, ISBN 3-7691-7818-1, Deutscher Ärzte-Verlag, 1989

Mundgesundheit in der Bundesrepublik Deutschland. Ausgewählte Ergebnisse einer bevölkerungsrepräsentativen Erhebung des Mundgesundheitszustandes und -verhaltens in der Bundesrepublik Deutschland. IDZ-Broschürenreihe Bd. 3, ISBN 3-7691-7822-X, Deutscher Ärzte-Verlag, 1990

Interprofessionelle Zusammenarbeit in der zahnärztlichen Versorgung. Interprofessional Cooperation in Dental Care. Dokumentation – Documentation FDI-Symposium Berlin, September 1992. IDZ-Broschürenreihe Bd. 4, ISBN 3-7691-7833-5, Deutscher Ärzte-Verlag, 1993

Sonderpublikationen

Das Dental Vademekum. Hrsg.: Bundeszahnärztekammer – Arbeitsgemeinschaft der Deutschen Zahnärztekammern, Kassenzahnärztliche Bundesvereinigung, Redaktion: IDZ, 10. Ausgabe, ISBN 978-3-7691-3402-5, Deutscher Zahnärzte Verlag DÄV, 2009

Dringliche Mundgesundheitsprobleme der Bevölkerung in der Bundesrepublik Deutschland. Zahlen – Fakten – Perspektiven. W. Micheelis, P. J. Müller, ISBN 3-924474-00-1, Selbstverlag, 1990

Dringliche Mundgesundheitsprobleme der Bevölkerung im vereinten Deutschland. Zahlen – Fakten – Perspektiven. A. Borutta/W. Künzel/W. Micheelis/P. J. Müller, ISBN 3-924474-01-X, Selbstverlag, 1991

Curriculum Individualprophylaxe in der vertragszahnärztlichen Versorgung. Handreichung für Referenten zur Fortbildung von Zahnärzten und zahnärztlichen Assistenzberufen. Projektleitung und Redaktion: W. Micheelis/D. Fink, Bearbeitung: J. Einwag/K.-D. Hellwege/J. Margraf-Stiksrud/H. Pantke/H. P. Rosemeier/T. Schneller, Fachdidaktische Beratung von N. Bartsch, 2. aktualisierte Aufl., ISBN 3-7691-7835-1, Deutscher Ärzte-Verlag, 1993

Geschichte, Struktur und Kennziffern zur zahnärztlichen Versorgung in der ehemaligen DDR. Eine kommentierte Zusammenstellung verfügbarer Daten von 1949–1989. D. Bardehle, ISBN 3-924474-02-8, Selbstverlag, 1994

Verträglichkeit von Dentallegierungen unter besonderer Berücksichtigung „alternativer" Verfahren zur Diagnostik. Abschlußbericht zum Forschungsvorhaben. Gesamtbearbeitung: H. Schwickerath, unter Mitarbeit von H. F. Kappert/J. Mau/P. Pfeiffer/G. Richter/S. Schneider/H. Schwickerath/G. K. Siebert, ISBN 3-7691-7845-9, Deutscher Ärzte-Verlag, 1998

Entgegnung der Autoren des Materialienbandes „Amalgam im Spiegel kritischer Auseinandersetzungen". Zur Replik der Autoren des „Kieler Amalgam-Gutachtens" (Wassermann et al., 1997). S. Halbach/R. Hickel/H. Meiners/K. Ott/F. X. Reichl/R. Schiele/G. Schmalz/H. J. Staehle. IDZ-Sonderband, ISBN 3-924474-03-6, Selbstverlag 2001

Die Publikationen des Instituts sind im Fachbuchhandel erhältlich oder – sofern vergriffen – direkt über das IDZ zu beziehen.